SILKE BIERKÄMPER

GESUNDE ZELLEN

Mehr Energie

Dein Weg aus der Mitochondriopathie

humboldt

INHALT

VORWORT

An Covid-19 etwas Gutes zu finden, scheint unmöglich, doch etwas Positives gibt es: Es hat die Mitochondrien stärker in den Fokus der Forschung und vor allem der angewandten Medizin gerückt. Viele kennen diese kleinen Organellen noch aus dem Biologie-Unterricht, wo wir sie als Energiekraftwerke der Zellen kennengelernt haben. Doch Mitochondrien sind weit mehr als reine Energiefabriken. Sie regulieren zahlreiche Stoffwechselprozesse, können über Leben und Tod der Zelle entscheiden, steuern unser Immunsystem und bilden einzigartige Peptide (Mitokine), mit denen sie zum Beispiel auf Entzündungsprozesse und Insulinresistenz einwirken.

Aber was hat Covid-19 damit zu tun? Zahlreiche Studien zeigen, dass das Coronavirus SARS-CoV-2 die Mitochondrien schädigen und so zu sehr langwierigen gesundheitlichen Problemen führen kann. Das ist, was wir als Long Covid bezeichnen. Geschädigte Mitochondrien sind aber kein reines Corona-Problem. Auch bei Diabetes Typ 2, Chronischem Fatigue Syndrom (ME/CFS), Morbus Parkinson, Multiple Sklerose, Burnout, chronisch entzündlichen Darmerkrankungen, Rheuma, Autoimmunerkrankungen, Alzheimer, Krebserkrankungen, Migräne, Tinnitus und vielen anderen Erkrankungen sind die Mitochondrien geschädigt.

Diese Krankheitsbilder entstehen nicht von heute auf morgen. Sie entwickeln sich meist über Jahre, wenn im Körper die Balance zwischen entzündlich und antientzündlich, zwischen oxidativ und antioxidativ nicht mehr stimmt. Hier beginnt die Schädigung unserer Zellkraftwerke, die mitochondriale Dysfunktion. Und hier können Sie eingreifen, schon mit sehr einfachen Mitteln.

Aber auch wenn es bereits zu chronischen Erkrankungen gekommen ist, können Sie mit denselben Mitteln aktiv werden und Einfluss nehmen. Darum geht es in diesem Ratgeber.

Ich möchte Ihnen erklären, wie unsere Mitochondrien funktionieren, wo ihre Stärken und Schwachstellen liegen und mit welchen Mitteln wir auf die Gesundheit unserer Mitochondrien und damit auf unsere Gesundheit insgesamt einwirken können. Sie werden feststellen, dass Sie damit nicht nur Symptome lindern oder beseitigen und Krankheitsverläufe beeinflussen können, sondern Ihre Mitochondrien es Ihnen auch danken – mit mehr Energie für den Alltag, besserer Laune, besserem Antrieb und mit mehr Aktivität.

Ziel des Buches ist, dass Sie zelleigene Schutz- und Reparatursysteme aktivieren und vor allem individuell handeln können: Statt allgemeingültige Dosierungen oder Behandlungen vorzuschreiben, lädt dieses Buch Sie ein, die Welt der Mitochondrien zu erkunden und zu verstehen, wie diese mikroskopisch kleinen Organellen Ihre Gesundheit beeinflussen. Mit diesem Wissen ausgestattet werden Sie besser in der Lage sein, die richtigen Fragen zu stellen, die notwendigen Untersuchungen anzufordern und zusammen mit Ihrem Therapeuten Entscheidungen zu treffen, die wirklich zu Ihnen passen.

Silke Bierkämper

So arbeiten Sie mit diesem Buch

Ihre 6 Therapiewege

Mitochondrien sind die Kraftwerke unserer Zellen: Sie erzeugen die Energie, die unser Körper für sämtliche Funktionen benötigt. Bei einer Mitochondriopathie ist diese Energieproduktion gestört, was zu verschiedenen gesundheitlichen Problemen führen kann.

Es gibt zwei Arten von Mitochondriopathien: primäre, die genetisch bedingt sind, und sekundäre, die im Laufe des Lebens durch äußere Einflüsse erworben werden. In diesem Buch geht es um die sekundären (erworbenen) Mitochondriopathien, denn hier gibt es viele Ansatzpunkte, die Funktion der Energiekraftwerke zu verbessern und die Anzahl der Mitochondrien wieder zu erhöhen. Vieles davon können Sie schon morgen leicht selbst umsetzen. Für manches benötigen Sie einen begleitenden Therapeuten.

Sie können sich chronologisch durch das Buch arbeiten oder zuerst die Therapieansätze durchlesen, mit denen Sie starten möchten.

Auf der nächsten Seite finden Sie den **Therapiefahrplan,** der einen guten Überblick über die Therapieansätze gibt und zeigt, wie und wo Sie in Ihrem speziellen Fall schrittweise starten können. Sie können entscheiden, ob Sie sich chronologisch durch das Buch arbeiten oder zuerst genau die Therapieansätze durchlesen, mit denen Sie beginnen möchten.

Als optimale Vorbereitung auf den Therapieteil finden Sie in **Kapitel 1** „Was Sie über Mitochondrien wissen müssen“ alle Informationen, um Ihre Krankheit, Ihre Symptome und auch die Therapieansätze besser verstehen zu können.

In **Kapitel 2** „Ihre 6 Therapiewege“ stelle ich therapeutische Ansätze aus sechs verschiedenen Bereichen vor: Welche Mikronährstoffe brauchen unsere Mitochondrien, wie kann das Darm-Mikrobiom die Energiebilanz beeinflussen und was haben Schlaf und Biorhythmus mit all dem zu tun? Kann Bewegung tatsächlich die Mitochondrien-Anzahl erhöhen? Wie können bestimmte Pflanzenstoffe auf sanfte Weise auf die Mitochondrien einwirken?

Die sechs Therapieansätze mit dem Ziel zu mehr Energie und insgesamt gesunden Zellen lauten:

1 Mikronährstofftherapie
2 Schlaf- und Chronotherapie
3 Darmtherapie
4 Psychoneuroimmunologie und Mind-Body-Medizin
5 Bewegungstherapie und Sport
6 Adaptogene und Phythotherapie

Laborwerte geben nicht nur Sicherheit, sie sind auch hilfreich für die Motivation.

Während der Therapie ist es manchmal sinnvoll oder sogar unbedingt notwendig, Laborwerte bestimmen zu lassen. Entweder, um den Status vor Therapiebeginn zu erfassen, oder zur Kontrolle während der Therapie. Die Laborparameter, die in Zusammenhang mit den Mitochondrien am wichtigsten sind, finden Sie in **Kapitel 3** „Labordiagnostik als Fundament“. Laborwerte geben Sicherheit fürs Handeln, ermöglichen eine gezieltere Therapie und sind auch ein wichtiger Aspekt für die Motivation.

Abschließend werfe ich mit Ihnen einen „Blick in die aktuelle Forschungslandschaft“. In diesem letzten Kapitel geben spannende und vielversprechende Entwicklungen und Erkenntnisse einen Ausblick auf das, was in den kommenden Jahren unser Verständnis und die Behandlung von Sekundären Mitochondriopathien und anderen Erkrankungen beeinflussen wird.

Ihr Therapiefahrplan

Ihr Weg aus der Mitochondriopathie beinhaltet verschiedene therapeutische Ansätze, die sich gegenseitig bedingen. Das heißt, Therapieerfolge in beispielsweise Therapieweg 1 – die Mikronährstofftherapie – werden sich günstig auf die weiteren Therapiewege des Programms auswirken.

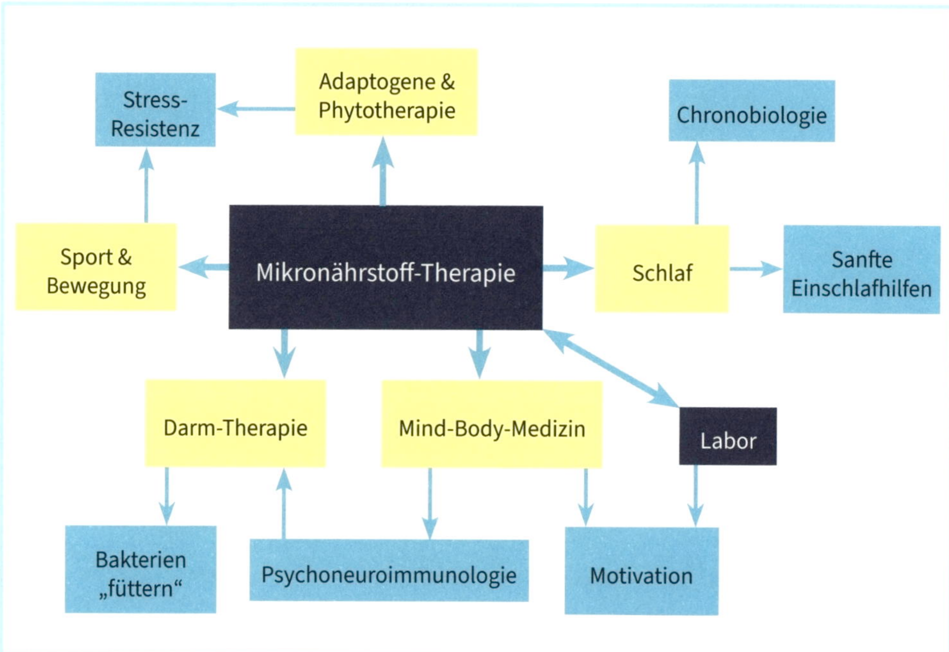

Das Ziel nicht aus den Augen verlieren

Dieses Buch zielt darauf ab, Ihr Wissen und Verständnis über sekundäre Mitochondriopathien zu stärken. Vor allem möchte ich Ihnen praktische Strategien und Werkzeuge an die Hand geben, um die Herausforderungen, die die Erkrankung mit sich bringt, bestmöglich zu meistern. Die konsequente Anwendung stellt jedoch, besonders unter dem Einfluss chronischer Erkrankungen, eine Herausforderung für Motivation und Ausdauer dar.

Durchhaltevermögen aufbauen

Ohne Energie und Motivation ist es schwierig, eine Therapie zu starten. Routinen entwickeln – das ist ein guter Ratschlag, aber wie macht man das ohne Antrieb? Geduld haben – aber wie, nach oft jahrelangem Warten auf eine Besserung? Der Schlüssel dazu liegt im Verständnis der Abläufe: Je besser wir verstehen, was genau da gerade in unserem Körper nicht richtig funktioniert, und je genauer wir wissen, warum das so ist und was nötig ist, um alles wieder anzukurbeln, desto leichter werden Start und auch Durchhalten gelingen. Deshalb ist es sinnvoll, vor dem praktischen Start das Kapitel über Mitochondrien und ihre Funktionsstörungen zu lesen (siehe S. 15).

> Je besser wir verstehen, was in unserem Körper nicht richtig funktioniert und was nötig ist, um alles wieder anzukurbeln, desto leichter werden Start und Durchhalten gelingen.

Dieses Buch bietet viele sehr unterschiedliche Ansätze. Sie müssen nicht alles und schon gar nicht alles auf einmal umsetzen. Kleine Schritte mit Kontinuität führen zum Ziel. Und manchmal machen bereits kleinste Schritte einen Unterschied. Magnesium ist dafür ein gutes Beispiel. Denn der letzte Schritt der Energiegewinnung in unserem Körper ist magnesiumabhängig. Wer hier einen Mangel hat, fährt dauerhaft mit angezogener Handbremse (siehe S. 35). Insgesamt bietet das Kapitel über die Mikronährstoffe einen besonders leichten Einstieg in die Therapie.

Viele Ansätze in diesem Buch helfen, Ihre Widerstandsfähigkeit zu stärken. Nicht nur physiologisch, sondern auch, was den Umgang mit Stress und Belastung angeht. Denn die Lebensumstände, in denen wir uns befinden, können wir häufig auch mit größter Mühe nicht vollkommen stressfrei gestalten – unsere Welt ist stressig. Die Anforderungen, die andere Menschen und der Arbeitsplatz an uns stellen, sind hoch. Das lässt sich nicht einfach ändern, aber die Widerstandsfähigkeit lässt sich verbessern. Mental und körperlich.

Sie werden manchmal schnelle Erfolge sehen und dann wieder Phasen haben, in denen alles etwas langsamer vorangeht.

Therapieverläufe sind nicht linear

Lassen Sie sich nach dem Start nicht von Rückschlägen oder Phasen der Stagnation entmutigen. Genauso, wie Krankheiten in Schüben verlaufen können, gestaltet sich auch der Verlauf einer Therapie schubweise. Sie werden manchmal schnelle Erfolge sehen und dann wieder Phasen haben, in denen alles etwas langsamer vorangeht. Und natürlich wird es auch in einer gut laufenden Therapie immer wieder Dinge geben, die Sie zurückwerfen. Das können besonders stressige Zeiten im Beruf sein, Familienprobleme, Trauerfälle oder einfach eine richtig dicke Erkältung.

Überprüfen Sie in solchen Situationen, ob Ihre Erwartungen stimmen: Wer seit Monaten oder Jahren mit Infektanfälligkeit zu kämpfen hatte, wird nicht nach drei Wochen Therapie vollkommen immun gegen Erkältungsviren sein. Auch eine gute Konstitution, eine gute Nährstoffversorgung, Sport etc. bedeuten nicht, dass man überhaupt nicht mehr krank wird. Die Frage ist bei Infektanfälligkeit nicht, ob man krank wird, sondern wie häufig, wie schwer, wie lange und mit welchen Folgeerscheinungen (zum Beispiel chronische Erschöpfung nach Bagatell-Infekten).

Unsere Erwartungen sind einer der häufigsten Frustfaktoren. Wenn man eine Kopfschmerztablette einnimmt, dann weiß man, dass sie in 20 bis 30 Minuten wirken wird. Man hat eine ganz bestimmte Erwartung an die Dauer und die Auswirkung der Tablette. Bei Wadenkrämpfen hilft Magnesium meist schnell und zuverlässig. Doch das ist reine Symptombekämpfung. Andere Prozesse sind komplexer und brauchen mehr Zeit.

Die Therapieansätze in diesem Buch sind keine reine Symptombehandlung. Hier geht es um langfristige Lösungen und die Behandlung der Ursachen der Beschwerden. Und es geht darum, ein Gespür dafür zu entwickeln, welche Behandlungsansätze ganz individuell am besten funktionieren.

Schulmedizinische Therapien fortführen

Viele Ansätze in diesem Buch können Sie selbst umsetzen, für einige ist eine therapeutische Begleitung durch einen spezialisierten Heilpraktiker oder Arzt nötig. Auf keinen Fall sollten Sie ohne Rücksprache eine bisherige schulmedizinische Therapie abbrechen und auf eigene Faust weitermachen.

Sämtliche Therapieansätze in diesem Buch sind ausdrücklich auch parallel zu einer klassischen schulmedizinischen Behandlung möglich. Kein Mikronährstoff ist beispielsweise geeignet, lebenswichtige Schilddrüsenhormone zu ersetzen. Schulmedizin und heilpraktische Ansätze schließen sich nicht aus und sollten im Idealfall Hand in Hand gehen. Damit aus allen Disziplinen und Ansätzen gemeinschaftlich das zum Einsatz kommt, was Ihnen am besten hilft – langfristig und ursächlich.

> Alle sechs Therapieansätze sind parallel zu einer klassischen schulmedizinischen Behandlung möglich.

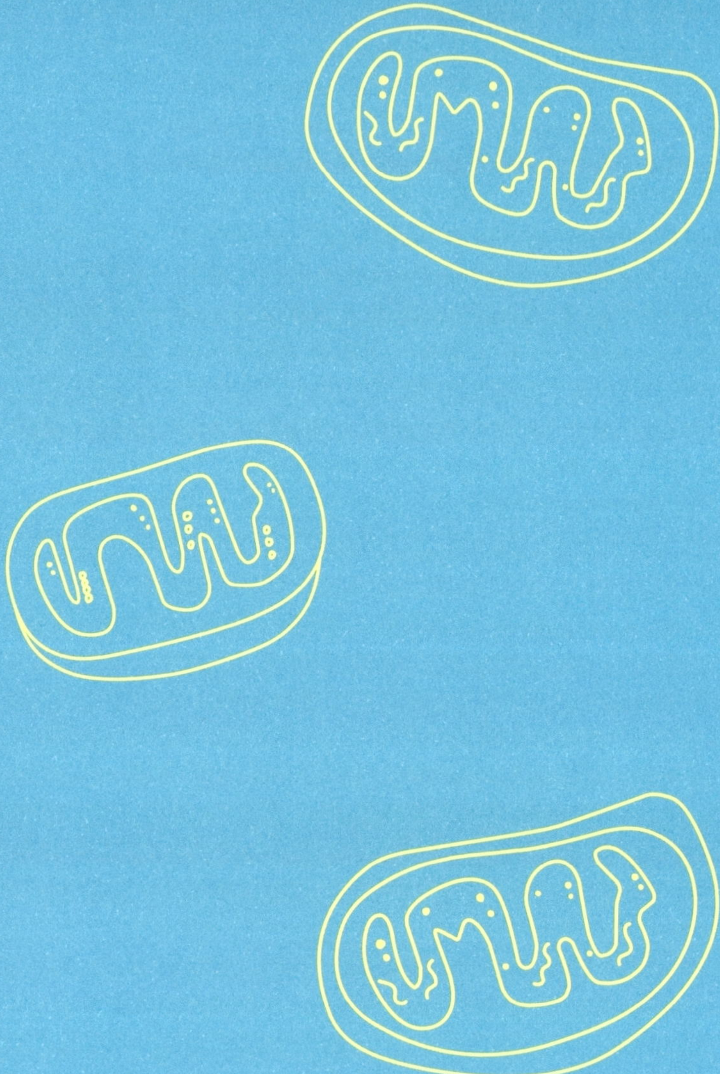

WAS SIE ÜBER MITOCHONDRIEN WISSEN MÜSSEN

Bevor es um die Therapieansätze bei sekundären Mitochondriopathien geht, möchte ich Ihnen einen Einblick in die grundlegenden biologischen Prozesse geben, die sich in den Kraftwerken der Zellen abspielen. Mit diesem Wissen werden Sie die therapeutischen Maßnahmen besser verstehen.

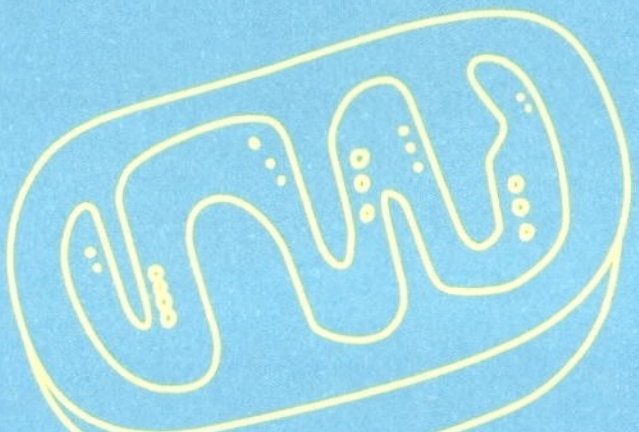

Die Energiekraftwerke der Zellen

Mitochondrien sind winzige, aber lebenswichtige Bestandteile unserer Körperzellen, oft als „Kraftwerke der Zelle" bezeichnet. Sie spielen eine entscheidende Rolle in der Energieversorgung unserer Zellen und somit in der Funktionsweise unseres gesamten Körpers. In diesen Kraftwerken findet ein komplexer Prozess statt, bei dem Nährstoffe in Energie umgewandelt werden. Diese Energie wird in Form von Adenosintriphosphat (ATP) gespeichert, einer Art universeller Energiequelle, die unsere Zellen für fast alle Aktivitäten nutzen.

Einer der Schlüsselprozesse in den Mitochondrien ist die Atmungskette. Hierbei handelt es sich um eine Serie von chemischen Reaktionen, die die Energie aus unserer Nahrung in ATP umwandeln. Dieser Prozess ist entscheidend für das Funktionieren unseres Körpers – von der Muskelbewegung bis hin zur Gehirnaktivität.

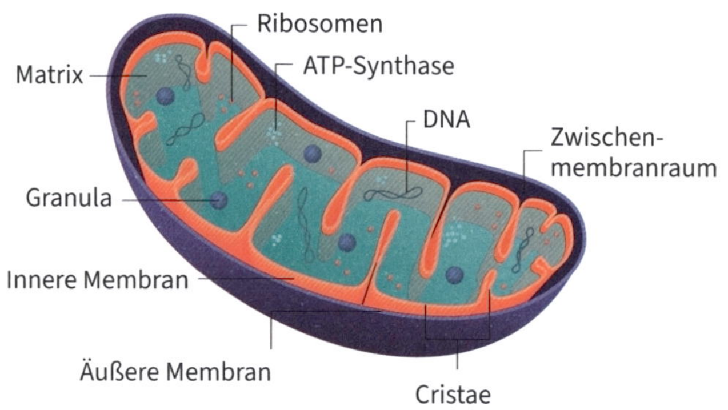

Mitochondrien: In diesen mikroskopisch kleinen, länglichen Organellen spielt sich unsere Energiegewinnung ab.

Mitochondrien kommen – außer in den roten Blutkörperchen (Erythrozyten) – in all unseren Zellen vor. Und nicht nur dort: 2020 zeigte der französische Forscher Alain R. Thierry, dass in unserem Blut pro Milliliter bis zu 3,7 Millionen freie Mitochondrien zirkulieren. Wie viele Mitochondrien sich in einer einzelnen Zelle befinden, hängt vom Energiebedarf der Zelle ab. Manche haben dutzende, andere tausende dieser Zellorganellen. Muskelzellen sind zum Beispiel besonders mitochondrienreich. Die höchste Konzentration findet sich in den Eierstöcken und in Herzmuskelzellen: die Mitochondrien machen 36 Prozent des Herzgewichts aus, eine einzige Eizelle enthält bis zu 100.000 Mitochondrien.

Wie viele Mitochondrien sich in einer einzelnen Zelle befinden, hängt von ihrem Energiebedarf ab.

Die Anzahl innerhalb jeder Zelle verändert sich kontinuierlich durch Teilung und Verschmelzung (Fission und Fusion), durch Neubildung (Biogenese) und Abbau (Mitophagie). Ein effizienter Abbau ist entscheidend, da es sonst zu einer Anhäufung defekter Mitochondrien kommt. Wird das zum Dauerzustand, können sich chronische Erkrankungen oder Krebs entwickeln.

Die Energiewährung ATP

Der größte Teil der Energiewährung ATP entsteht in unseren Mitochondrien aus Kohlenhydraten (Glukose) und Fetten. Auch der Citratzyklus, der als zentraler Stoffwechselweg in unserem Körper gilt, läuft hier im Mitochondrium ab. Er liefert wichtige Stoffe für die Atmungskette, an deren Ende schließlich die Energiewährung ATP ausgegeben wird.

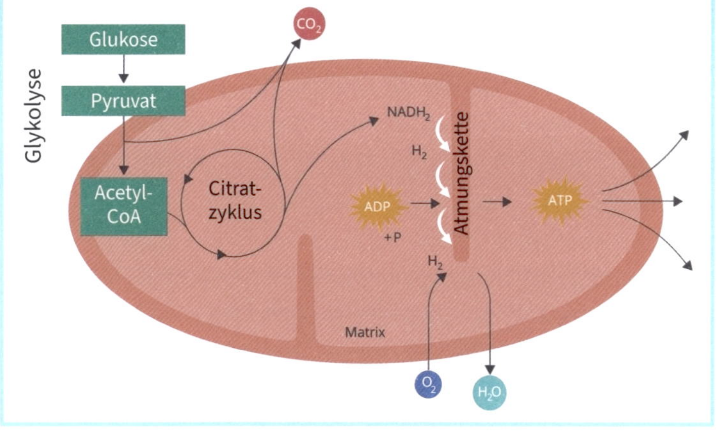

Energiegewinnung in unseren Mitochondrien: Die Grafik zeigt den Weg von der aufgenommenen Glukose über den Citratzyklus bis zur Ausschüttung der Energiewährung ATP.

Ein erwachsener Mensch verarbeitet täglich etwa sein Körpergewicht an ATP. Bei Anstrengung kann sich diese Menge nahezu verdoppeln.

Das so gewonnene Adenosintriphosphat (ATP) ist ein entscheidendes Molekül für nahezu alle zellulären und metabolischen Prozesse im menschlichen Körper, zum Beispiel für Muskelkontraktion, Übertragung von Nervenimpulsen, Aufbau neuer und Reparatur beschädigter Gewebe, Stoffwechselwege und aktive Transportmechanismen in Zellen. Sie alle sind direkt oder indirekt von ATP abhängig.

Unser Körper ist flexibel in der Anpassung an verschiedene Energiequellen, abhängig von der Verfügbarkeit der Nährstoffe und den spezifischen Anforderungen. Kohlenhydrate dienen als schnelle Energiequelle, besonders für Gehirn und Muskelarbeit, während Fette als langfristige Energiequelle und für die Energieversorgung im Ruhezustand wichtig sind. Proteine dienen vorrangig anderen Funktionen, können aber in bestimmten Situationen auch als Energiequelle genutzt werden.

Energie aus Nährstoffen

Kohlenhydrate

- Schnelle Energiequelle: Kohlenhydrate sind bei kurzfristigen, intensiven Aktivitäten die bevorzugte Energiequelle für unseren Körper und insbesondere das Gehirn.
- Glykogenspeicher: Der Körper speichert Kohlenhydrate in Form von Glykogen in der Leber und in den Muskeln, was ebenfalls eine schnell verfügbare Energiequelle darstellt.

Fettsäuren

- Langfristige Energiequelle: Bei länger andauernden, weniger intensiven Aktivitäten greift der Körper zunehmend auf Fettsäuren zurück, die aus den Fettreserven mobilisiert werden.
- Effiziente Energiespeicherung: Fette bieten eine dichtere Energiequelle als Kohlenhydrate und werden für langfristige Energieanforderungen und bei Nahrungsmangel genutzt.
- Bedeutung im Ruhezustand: Auch hier nutzt der Körper einen beträchtlichen Anteil aus der Energiegewinnung aus Fettsäuren.

▶▶

Proteine

- Sekundäre Energiequelle: Proteine dienen in der Regel nicht als primäre Energiequelle, können aber in Zeiten von Hunger oder mangelnder Verfügbarkeit von Kohlenhydraten und Fetten zur Energiegewinnung herangezogen werden.

Egal ob wir schnelle Energiegewinnung aus Kohlenhydraten (Glukose) benötigen oder langsame aus Fetten (Fettsäuren) – in beiden Fällen führt der Stoffwechselweg über den Citratzyklus zur Atmungskette. Sie bildet das Fließband, auf dem die Energiewährung ATP hergestellt wird.

Die Atmungskette bildet das Fließband, auf dem die Energiewährung ATP hergestellt wird.

Damit dieser Ablauf effizient gelingt und eine große Menge ATP entstehen kann, sind gesunde Zellen, eine gute Sauerstoffversorgung, ein optimaler pH-Wert und eine ganze Reihe Mikronährstoffe nötig. Und natürlich eine ausreichende Anzahl funktionstüchtiger Mitochondrien. Hier wird deutlich, wo es zu Problemen kommen kann.

Kritische Faktoren

Unsere Zellen benötigen ein fein abgestimmtes Zusammenspiel verschiedener Prozesse, um optimal zu funktionieren. Störungen in einem dieser Abläufe können tiefgreifende Auswirkungen auf die Leistungsfähigkeit der Mitochondrien haben. Sie sind auf zahlreiche Faktoren angewiesen, die sich drei zentralen Themen zuordnen lassen: Nährstoffmängel, Sauerstoffmangel und oxidativer Stress. Jeder dieser Aspekte kann allein oder in Kombination die Energieproduktion unserer Zellen beeinträchtigen und so weitreichende Auswirkungen auf unseren Körper haben.

Nährstoffmängel

Die ATP-Produktion erfordert eine komplexe Kaskade von nährstoffabhängigen Reaktionen. Deshalb sind hier an zahlreichen Stellen Störungen möglich. Selbst der Mangel eines einzigen essenziellen Stoffes kann das gesamte System erheblich bremsen. So ist der Citratzyklus, der wichtige Vorläufer für die Atmungskette bereitstellt, unter anderem auf Vitamin B2 (Riboflavin) angewiesen und kann ohne dieses nicht effektiv ablaufen. Ebenso kritisch ist ein Magnesiummangel, da dieser Mineralstoff für den letzten Schritt der ATP-Synthese unerlässlich ist.

Nährstoffdefizite können ähnliche Auswirkungen haben wie direkte Schäden an den Mitochondrien.

Daher können Nährstoffdefizite ähnliche Auswirkungen haben wie direkte Schäden an den Mitochondrien. Auch können Nährstoffmängel selbst Schäden an den Mitochondrien verursachen. Denn unsere Nährstoffe sind nicht nur für den effizienten Ablauf der Energieproduktion erforderlich, sie spielen auch eine wesentliche Rolle beim Schutz der Mitochondrien und Zellen vor Schädigung oder Zerstörung.

Im Kapitel „Mikronährstofftherapie“ (siehe S. 28) lernen Sie die wichtigsten Nährstoffe der Energiegewinnung genauer kennen und ebenso ihr Potenzial, sowohl die Mitochondrien vor Schäden zu schützen als auch die Psyche für das nötige Durchhaltevermögen zu stärken.

Sauerstoffmangel

Nicht umsonst heißt die ATP-Produktionsstrecke in unseren Mitochondrien „Atmungskette“. Hier wird Sauerstoff benötigt. Ohne ihn – also anaerob – ist die Energieausbeute deutlich geringer: Pro Glukosemolekül werden dann nur zwei ATP-Moleküle produziert, verglichen mit bis zu 36 ATP-Molekülen in der Atmungskette (aerob).

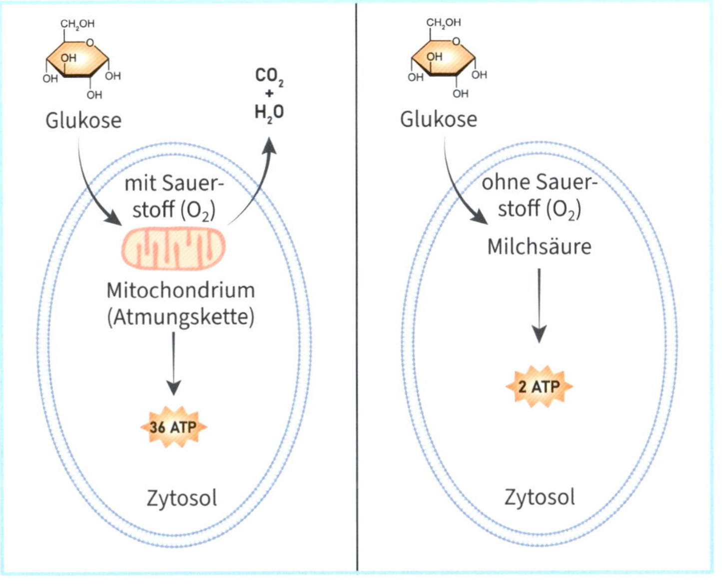

Links die ATP-Bildung mit, rechts ohne Sauerstoff

Ohne Sauerstoff stellt sich noch ein weiteres Problem ein: Der pH-Wert verändert sich und das beeinflusst die Abläufe der Energiegewinnung in den Mitochondrien. Der pH-Wert spielt eine entscheidende Rolle für die enzymatischen Reaktionen und Prozesse, die dort ablaufen, etwa Citratzyklus und Atmungskette. Insgesamt ist der Erhalt eines geeigneten pH-Werts in den Mitochondrien und der umliegenden Zellumgebung für die effiziente Energiegewinnung essenziell.

> Ohne Sauerstoff verändert sich der pH-Wert und das beeinflusst die Abläufe der Energiegewinnung in den Mitochondrien.

Oxidativer Stress

Jeder hat schon einmal von freien Radikalen und Antioxidantien gehört, aber was genau ist oxidativer Stress? Oxidativer Stress beschreibt ein Ungleichgewicht zwischen der Menge an freien Radikalen und sogenannten reaktiven Sauerstoffspezies (ROS) einerseits und der Fähigkeit des Körpers, diese effektiv zu neutralisieren, andererseits.

Oxidativer Stress: Freie Radikale (und ROS) schädigen Zellmembranen, DNA und Proteine.

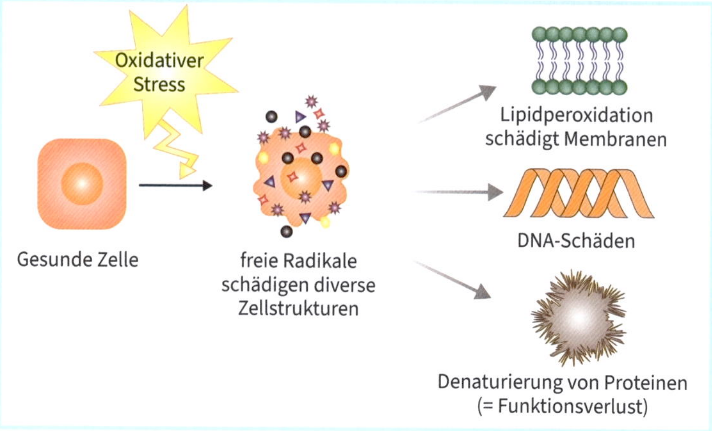

Freie Radikale und ROS können sowohl intern als auch extern entstehen.

Freie Radikale und ROS können sowohl intern als auch extern entstehen:

Intern (physiologisch)

Im gesunden Stoffwechsel, insbesondere in den Mitochondrien, entstehen ständig ROS als Nebenprodukte der Energieproduktion. Diese intern produzierten ROS sind in angemessenen Mengen wichtig für die Zellkommunikation, Immunabwehr und Signalübertragung. Übermäßige Mengen an ROS können jedoch Zellen, Gewebe und Mitochondrien schädigen. Das geschieht zum Beispiel bei chronischen Entzündungen oder chronischem Stress, wenn der Körper nicht in der Lage ist, die krankhaft erhöhte Menge an ROS zu neutralisieren.

Extern (Umweltfaktoren)

Umweltfaktoren wie Luftverschmutzung, UV-Strahlung, Rauchen und Chemikalienexposition können ebenfalls zur Bildung von ROS beitragen. Diese zusätzlichen Quellen können oxidativen Stress verstärken, wenn sie die natürlichen Abwehrmechanismen des Körpers überfordern.

Der Körper nutzt Abwehrsysteme und Antioxidantien wie Vitamin C und E, um diesen Molekülen entgegenzuwirken und damit Zellstrukturen und auch die Mitochondrien zu schützen.

Wie entstehen Sekundäre Mitochondriopathien?

Sekundäre Mitochondriopathien entstehen nicht von einem Tag auf den anderen. In der Regel haben sich Stoffwechselprozesse in den Mitochondrien lange Zeit in Schieflage befunden. Manches entwickelt sich über Jahre, manches jedoch relativ schnell über Wochen – zum Beispiel Long Covid. Für die Therapie der Mitochondrien ist es nicht entscheidend, ob Sie sich in der Phase der tatsächlich diagnostizierten Erkrankung befinden oder noch davor in der unspezifischen mitochondrialen Dysfunktion. Der Ansatz bleibt derselbe: die Mitochondrien mit allen nötigen Nährstoffen versorgen, oxidativen Stress senken, Mitochondrienanzahl erhöhen.

> Sekundäre Mitochondriopathien sind keine abgeschlossene Krankheitsgruppe, sondern oft Teilaspekt eines komplexeren Krankheitsgeschehens.

Mitochondriale Erkrankungen

Dieses Buch befasst sich mit den Sekundären Mitochondriopathien. Das sind mitochondriale Funktionsstörungen, die Folge einer anderen zugrunde liegenden Erkrankung oder eines Zustands sind, nicht die primäre Ursache der Erkrankung selbst. (Letzteres ist bei den erblich/genetisch bedingten Primären Mitochondriopathien der Fall.)

Die Erkenntnis, dass es bei einer Vielzahl chronischer Erkrankungen zu einer Folgeschädigung der Mitochondrien kommt, ist noch relativ jung. So verschieden die Ursprungserkrankungen auch sind, sie haben alle eines gemeinsam: Die schädigende Auswirkung auf die Mitochondrien behindert die Heilung und ist mit für das Fortschreiten der Grunderkrankung verantwortlich. Genau hier setzen die Therapiestrategien dieses Buches an.

Allgemein als sekundäre Mitochondriopathien anerkannt sind unter anderem:

- **Neurodegenerative Erkrankungen:** etwa Parkinson-Krankheit und Alzheimer-Krankheit
- **Herz-Kreislauf-Erkrankungen:** zum Beispiel Herzinsuffizienz und Durchblutungsstörungen (Ischämien) des Herzens
- **Metabolische Erkrankungen:** Dazu zählen Adipositas, Fettstoffwechselstörungen und insbesondere Typ-2-Diabetes, bei dem eine verminderte mitochondriale Funktion in der Insulinresistenz eine Rolle spielen kann. Aber auch die zahlreichen Auswirkungen von Diabetes Typ 2 haben weiteren Einfluss auf Mitochondrien, zum Beispiel im Herzgewebe bei der diabetischen Kardiomyopathie.
- **Chronische Entzündungserkrankungen:** Bei Erkrankungen wie rheumatoider Arthritis, Multiple Sklerose, aber auch bei den chronisch-entzündlichen Darmerkrankungen wie Morbus Crohn und Colitis ulcerosa haben funktionsgestörte Mitochondrien Einfluss darauf, Entzündungsprozesse zu unterhalten oder zu verschlimmern.
- **Chronische Muskelerkrankungen:** wie Fibromyalgie, bei denen eine mitochondriale Dysfunktion zu Muskelschwäche und -ermüdung führen kann
- **Einige Krebsarten:** Krebszellen zeigen oft eine veränderte mitochondriale Funktion, die zu Tumorentwicklung und -fortschreiten beiträgt.
- **Stressbedingte Erkrankungen:** Dazu zählen Burnout-Syndrom, Posttraumatische Belastungsstörung (PTBS), Reizdarmsyndrom (RDS), stressbedingte Schlafstörungen, stressbedingte Hauterkrankungen wie Psoriasis und Ekzeme (bei denen Stress als Auslöser oder Verschlimmerungsfaktor fungieren kann).
- **Chronisches Fatigue-Syndrom** (auch Myalgische Enzephalomyelitis genannt; kurz ME/CFS): Seit langem wird vermutet, dass mitochondriale Dysfunktion hier eine Schlüsselrolle spielt. Veränderungen in der mitochondrialen Dynamik, eine beein-

trächtigte Produktion von ATP sowie erhöhter oxidativer Stress wurden bei ME/CFS festgestellt.

- **Long-Covid-/Post-Covid-/Post-Vac-Syndrom:** Auch hier gibt es erhebliche Auswirkungen auf die Mitochondrien, was sich sowohl in chronisch-entzündlichen als auch in neurodegenerativen Prozessen zeigen kann. Ebenso scheint Stress hier – ähnlich wie bei Autoimmunerkrankungen – ein wichtiger Trigger zu sein.

Die sekundären Mitochondriopathien stellen keine abgeschlossene Gruppe dar. Eine Dysfunktion der Mitochondrien ist in vielen Fällen mindestens ein Teilaspekt eines komplexen Krankheitsbildes. Es ist daher wichtig, die mitochondriale Funktion im Kontext des gesamten körperlichen Zustands und der Lebensgewohnheiten eines Menschen zu betrachten. Die Anerkennung und Behandlung jeder mitochondrialen Dysfunktion erfordert daher einen breit gefächerten Ansatz, der sowohl die spezifische Krankheit als auch die allgemeinen Gesundheits- und Lebensstilfaktoren berücksichtigt.

Es ist wichtig, die mitochondriale Funktion im Kontext des körperlichen Zustands und der Lebensgewohnheiten eines Menschen zu betrachten.

Neue Behandlungschancen

Was in den 1960er Jahren mit der Entdeckung der ersten erworbenen Mitochondriopathie begann, hat sich inzwischen zu einem der bedeutendsten Forschungsgebiete der Medizin entwickelt. Das heutige Verständnis von Mitochondrien hat das Verständnis für die Entstehung chronischer Erkrankungen auf eine neue Grundlage gestellt. Die Mitochondrien-Forschung (siehe S. 136) hat allein im vergangenen Jahr unzählige spannende und wertvolle Erkenntnisse geliefert. Vieles davon ist, neben Altbewährtem, in die Therapieansätze eingeflossen, mit denen es im nächsten Kapitel losgeht. Ziel ist es dabei, nicht symptomorientiert, sondern auf Zellebene ursächlich zu arbeiten.

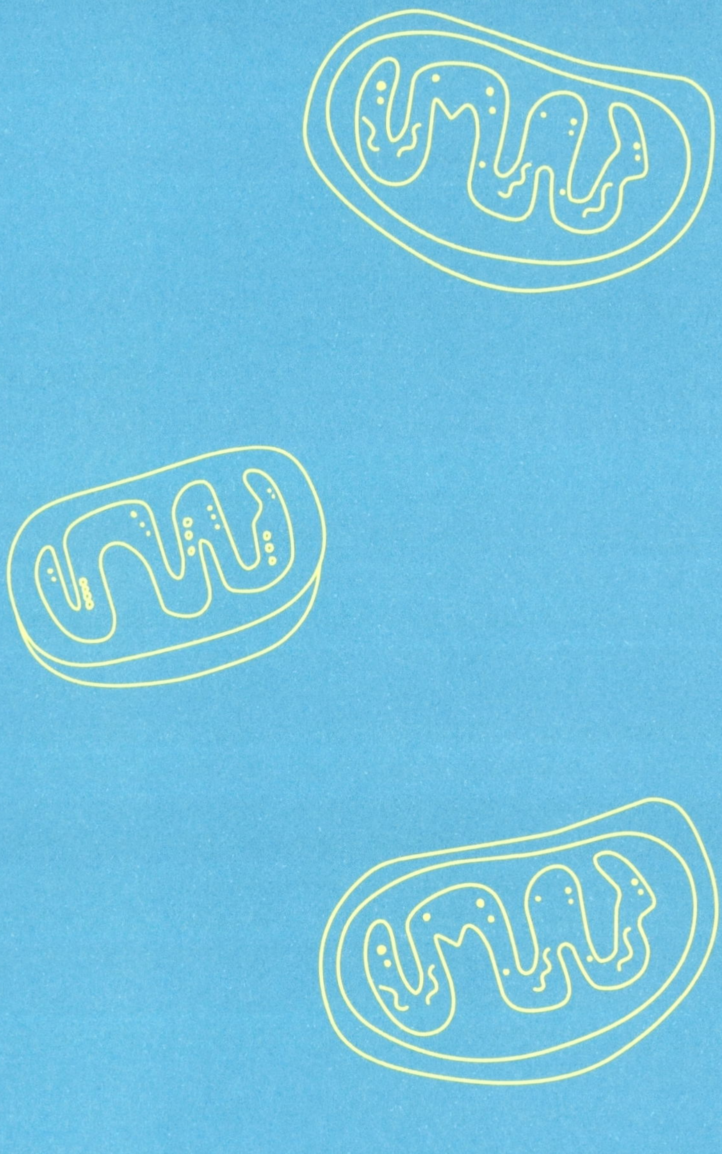

IHRE 6 THERAPIEWEGE

Starten wir in die Praxis. Wir fokussieren uns hier auf breit anwendbare Ansätze, um eine solide Basis zur Behandlung von sekundären Mitochondriopathien zu schaffen. Das bedeutet konkret: die folgenden Therapieansätze beruhen auf evidenzbasierten und wissenschaftlichen Erkenntnissen und sind für jede Erkrankung, bei der es eine Funktionsstörung der Mitochondrien gibt, geeignet.

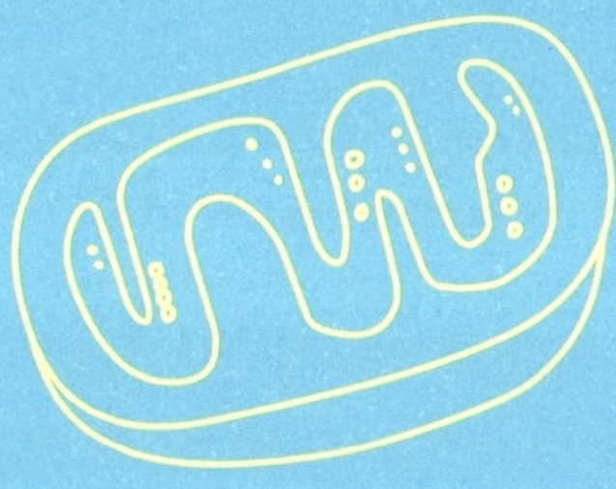

1 MIKRONÄHR-STOFFTHERAPIE

Da Mikronährstoffe bei den Funktionsstörungen der Mitochondrien eine so zentrale Rolle spielen, bilden sie den Ausgangspunkt der sechs Therapiewege. Welche der weiteren Ansätze auch immer Sie wählen, Sie sollten in jedem Fall die Mikronährstoffe mit ins Boot nehmen.

Wichtig zu wissen

In meiner Praxis ist mir bisher kein Fall begegnet, in dem jemand allein durch seine Ernährung eine ideale, vollständige Versorgung mit allen Mikronährstoffen abdecken konnte, unabhängig von seiner Ernährungsweise. Wer sich nicht bewusst um sein Vitamin D kümmert, ist damit mindestens im Winter nicht ausreichend versorgt – ohne Ausnahme. Auch bei Magnesium, Zink, Eisen, Selen, Folsäure und Vitamin B6 sehe ich häufig Mängel.

Nährstoffmängel sind kein Einzelfall

Eine Studie zeigte bereits vor fast 20 Jahren häufige Nährstoffmängel in Deutschland.

Dass das nicht nur in meiner Praxis so aussieht, zeigte schon die vor fast 20 Jahren durchgeführte Nationale Verzehrsstudie II des Bundesministeriums für Ernährung, Landwirtschaft und Verbraucherschutz, die über zwei Jahre den Ernährungszustand von mehr als 20.000 Jugendlichen und Erwachsenen erfasste und vor allem bei Vitamin D, Folsäure und Jod deutliche Defizite feststellte.

82 Prozent der Männer und 91 Prozent der Frauen erreichten laut Studie nicht die empfohlene tägliche Zufuhr von Vitamin D. Ungefähr die Hälfte der Männer und Frauen waren nicht ausreichend mit Vitamin E versorgt. Man darf davon ausgehen, dass sich

die Lage in der Zwischenzeit nicht verbessert hat. Die dritte Auflage der Studie läuft aktuell. Spannend wird bei den nächsten Ergebnissen auch sein, wie sich der deutlich gestiegene Anteil an Veganern auf die Zahlen auswirkt. Einerseits sind gerade sie von Nährstoffmängeln bedroht, andererseits ernähren sich viele Veganer bewusster als der Durchschnitt und ergänzen in der Regel auch häufiger.

Mängel haben unterschiedliche Gründe

Mängel entstehen nicht nur durch eine zu geringe Zufuhr. Wir können uns noch so ausgewogen und gesund ernähren und hochwertige Bio-Produkte kaufen: Wenn der Verbrauch das übersteigt, was wir mit der Nahrung zuführen können, oder wenn die Aufnahme im Verdauungstrakt behindert wird, kommen wir unweigerlich in einen Mangel. Auch das Alter spielt eine Rolle, denn einige Mikronährstoffe stellt der Körper mit zunehmendem Alter nicht mehr in ausreichender Menge her. Die Bildung von Coenzym Q10 ist bereits ab 40 Jahren ein zunehmendes Problem und auch die Vitamin-D-Synthese der Haut lässt im Alter erheblich nach. Krankheiten und Ernährungsweisen haben ebenso Einfluss: L-Carnitin fehlt häufig bei Übergewicht, aber auch bei Typ-2-Diabetes und Veganern.

Die Stoffwechselwege in unserem Körper sind wie ein fein abgestimmtes Orchester, in dem die Nährstoffe die verschiedenen Instrumente darstellen. Jedes Instrument, oder in diesem Fall jeder Nährstoff, hat seine spezielle Rolle. Erst im Zusammenspiel entsteht eine harmonische Symphonie – und damit Gesundheit. Mikronährstoffe sollen dabei gezielt eingesetzt werden, also dort, wo tatsächliche Mängel vorhanden sind, und dort, wo bestimmte Stoffwechselwege therapeutisch gefördert werden sollen. Manches muss und vieles sollte daher auch gemessen werden: Laborwerte bringen Klarheit und Sicherheit – dem Patienten und auch dem Therapeuten.

> Unser Stoffwechsel ist wie ein fein abgestimmtes Orchester, in dem die Nährstoffe die verschiedenen Instrumente darstellen.

Wirkung und Hindernisse

Es kommt vor, dass Patienten bei der Verordnung bestimmter Präparate einwenden, diese in der Vergangenheit bereits ohne spürbaren Erfolg eingenommen zu haben. In Fällen, in denen ein Nährstoffmangel nachgewiesen ist, stellt sich dann die Frage, warum das Präparat nicht die gewünschte Wirkung gezeigt hat. Wurde die richtige Verbindung eingenommen? Stimmte die Dosierung? Wurde das Präparat so eingenommen, dass es auch aufgenommen werden konnte? Also zum Beispiel zu einer Mahlzeit oder zwischen den Mahlzeiten? Konnte der Körper den Stoff überhaupt aufnehmen oder haben Störungen im Verdauungstrakt, ein Leaky-Gut-Syndrom („durchlässiger Darm") oder Medikamente wie Säureblocker (Pantoprazol etc.) das verhindert?

Selbst wenn bis hierher alles richtig gemacht wurde: Nährstoffe sind keine Einzelkämpfer, sondern Teamplayer. Wenn die erwartete Wirkung ausbleibt, fehlt vielleicht noch etwas anderes: Zum Beispiel nützt für eine gesunde Bildung von Schilddrüsenhormonen die beste Jodversorgung nichts, wenn Selen für die Umwandlungsenzyme (Deiodasen) fehlt (siehe S. 65). Und bei der Einnahme von Coenzym Q10 bleibt der erwartete Energieschub aus, wenn am Ende der Kaskade ein Magnesiummangel steht (siehe S. 34).

> Wenn die erwartete Wirkung ausbleibt, fehlt vielleicht noch ein anderer Nährstoff.

Wann immer ein nachgewiesener Mangel eines Nährstoffs vorliegt und sich nach erfolgreichem Auffüllen keinerlei Veränderung einstellt, sollte überprüft werden, ob hier ein anderer Nährstoff oder eine Stoffwechselstörung die Prozesse sabotieren. Das kann nicht immer leicht herauszufinden sein, weshalb es an dieser Stelle sinnvoll sein kann, sich an einen Therapeuten zu wenden.

Gleichzeitig gibt es dann auch professionelle Unterstützung bei der Auswahl der Präparate. Für Laien ist häufig nicht zu überblicken, was der unübersichtliche und überladene Markt anpreist. Dabei geht es um die Qualität der Präparate, Seriosität der Hersteller, Kontraindikationen, Wechselwirkungen und vieles mehr.

Therapiebausteine

Welche Mikronährstoffe sind am wichtigsten? Zunächst einmal die, die Ihnen fehlen. Es gibt nicht den einen, übergeordneten Mikronährstoff. Jeder Prozess im Körper ist von Bedeutung, und somit ist auch jeder Nährstoff wichtig. Ebenso gut könnte man fragen, welches das wichtigste Organ im Körper ist. Wir brauchen sie alle.

Viele Nährstoffe sind essenziell, was bedeutet: ohne jeden einzelnen von ihnen ist ein Leben nicht möglich. Kein essenzieller Nährstoff kann einfach so durch einen anderen ersetzt werden. Das Fehlen eines einzigen essenziellen Nährstoffs kann ganze Stoffwechselwege und -kreisläufe lahmlegen.

Im Folgenden stelle ich Ihnen die Mikronährstoffe vor, die für die Mitochondrien von besonderer Bedeutung sind, weil sie

- entweder Teil oder Cofaktor der Energiegewinnung sind oder
- einen signifikanten Schutz für die Mitochondrien bieten.

Jeder der vorgestellten Nährstoffe hat darüber hinaus etliche weitere wichtige Funktionen im Körper. Wir kümmern uns hier jedoch ganz fokussiert um ihre Rolle in der mitochondrialen Funktion. Diese Mikronährstoffe werden auch mitotrope Substanzen oder Mitoceuticals genannt. Sie können einen gestörten Energiestoffwechsel und ein aus dem Gleichgewicht geratenes antioxidatives System positiv beeinflussen.

> Mitotrope Substanzen können einen gestörten Energiestoffwechsel und ein aus dem Gleichgewicht geratenes antioxidatives System positiv beeinflussen.

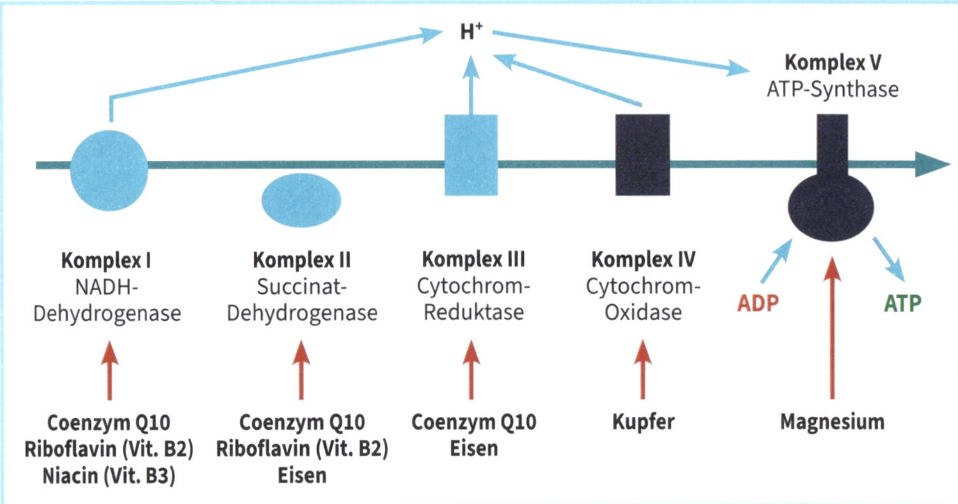

In unseren Mitochondrien – den Energiekraftwerken unserer Zellen – entsteht unsere Energiewährung ATP. Hier sind einige wichtige Mikronährstoffe zu sehen, die bei den einzelnen Stationen der Atmungskette bis zur ATP-Gewinnung benötigt werden.

> Vitaminoide sind Stoffe, die vitaminähnliche Eigenschaften haben, aber nicht zu den Vitaminen im klassischen Sinne zählen, weil sie – zumindest teilweise – vom Körper selbst gebildet werden können.

Ohne Coenzym Q10 kein ATP

Dieses Vitaminoid steuert ganz wesentlich die Energiegewinnung in der mitochondrialen Atmungskette. Es fungiert dort als Elektronen- und Protonenüberträger – genau dieser Prozess führt letztlich zur ATP-Gewinnung. Neben Vitamin C und E, Glutathion und Alpha-Liponsäure gehört Coenzym Q10 außerdem zu den Top 5 der Antioxidantien, die Zellen und Mitochondrien vor Schäden durch freie Radikale schützen.

Der Körper kann es in gewisser Menge selbst bilden, ein Teil wird aber auch mit der Nahrung aufgenommen. Die Fähigkeit, Coenzym Q10 zu bilden, lässt ab dem 40. Lebensjahr erheblich nach. Kommen dann noch chronische Zustände von oxidativem Stress oder Entzündung hinzu, sinken die Serumspiegel zum Teil bis unter die Messgrenze.

Coenzym Q10 existiert in zwei Formen

- **Ubichinon** ist die oxidierte Form von Coenzym Q10. Es kann vom Körper selbst gebildet und zum Teil auch mit der Nahrung aufgenommen werden. Enthalten ist es zum Beispiel in öligem Fisch, Nüssen, aber auch in Gemüse wie Brokkoli und Kartoffeln. Erhitzen verringert den Gehalt an Q10.
- **Ubichinol** entsteht im Körper, indem Ubichinon reduziert wird. Es ist die aktive Form von Coenzym Q10 und drei- bis achtmal besser bioverfügbar als Ubichinon. Auch wird es wesentlich besser absorbiert, sodass mit einer geringeren Dosis der gleiche Effekt erzielt werden kann. Ubichinol hat eine stark antioxidative Wirkung, was Ubichinon nicht bieten kann.

Coenzym Q10 steuert ganz wesentlich die Energiegewinnung in der mitochondrialen Atmungskette.

Deshalb ist Ubichinol bei der Präparate-Auswahl immer vorzuziehen. Das gilt ganz besonders für ältere Menschen: Mit zunehmendem Alter verringert sich nicht nur die Fähigkeit, Q10 zu bilden, sondern auch die ohnehin schon nicht besonders effektive Fähigkeit, Ubichinon in Ubichinol umzuwandeln.

Die Gabe von Coenzym Q10 ist bei Mitochondriopathien unverzichtbar, und zwar aus zwei Gründen: Einerseits ist der Bedarf durch chronische Entzündung, oxidativen Stress und eine gesteigerte ATP-Synthese erhöht, andererseits ist häufig gleichzeitig die Produktion in der Mitochondrienmembran stark beeinträchtigt.

Coenzym Q10 und Cholesterinsenker

Die Bildung von Coenzym Q10 ist eng mit dem Cholesterinstoffwechsel verbunden und beide nutzen den sogenannten Mevalonsäure-Weg. Um erhöhte Cholesterinspiegel zu senken, hemmen Statine die Mevalonsäure-Produktion. Das senkt nicht nur Cholesterin, sondern behindert auch die Bildung von Coenzym Q10. Daher sollte bei der Einnahme von Statinen mit einem Ubichinol-Präparat unterstützt werden. Damit können Myalgien (Muskelschmerzen) – die häufigste Nebenwirkung von Statinen – reduziert werden.

Einnahmeempfehlung und Dosierung

Die übliche Tagesdosis von Ubichinol für Erwachsene liegt bei standardisierten Nahrungsergänzungen zwischen 30 und 100 mg. Höhere Dosierungen sollten therapeutisch begleitet werden. Weil gute Ubichinol-Präparate recht teuer sind, lohnt sich allein aus Kostengründen die Messung des Q10-Spiegels im Serum: Dann kann gezielt ergänzt und die Dosis entsprechend angepasst werden. Ubichinol sollte idealerweise vormittags/mittags eingenommen werden, da es bei späterer Einnahme vor allem bei höheren Dosierungen zu Einschlafstörungen am Abend kommen kann.

Magnesium ist für die Energiegewinnung ein wichtiger Partner von Coenzym Q10.

Magnesium als wichtiger Partner: Coenzym Q10 ist entscheidend für die Energieausbeute in den Mitochondrien. Aber: der letzte Schritt in der Atmungskette, die ATP-Synthese, ist magnesiumabhängig. Das sollte berücksichtigt und deshalb zusätzlich immer auch Magnesium ergänzt werden, damit sich die Wirkung der Q10-Gabe auch vollständig entfalten kann.

Auswahl klassischer Einsatzgebiete

- Chronische Erschöpfung (Fatigue)
- Herzschwäche, Herzmuskelerkrankungen (Kardiomyopathien)
- Bluthochdruck
- Typ-2-Diabetes
- Parodontitis
- Krebserkrankungen
- Leistungssport oder hohe körperliche Beanspruchung
- Migräne
- Anti-Aging

Magnesium: ein unterschätztes Multitalent

Viele Patienten nehmen, wenn sie in meine Praxis kommen, bereits Mikronährstoffe ein. Meist sind es B-Vitamine und Vitamin D, recht häufig auch Zink. Magnesium ist eher selten dabei und wenn doch, dann meist zur Bekämpfung von Wadenkrämpfen.

Dabei kann Magnesium so viel mehr: Es ist an mehr als 600 Enzymreaktionen beteiligt. Es gibt kaum einen Prozess im Körper, der nicht direkt oder indirekt von Magnesium abhängig ist (was übrigens auch für Vitamin D gilt). Und gleichzeitig ist der Gehalt an Magnesium in unserer Nahrung in den vergangenen 100 Jahren drastisch zurückgegangen: 80 bis 90 Prozent weniger sind laut einer Studie aus dem Jahre 2018 in Gemüsesorten wie zum Beispiel Kohl enthalten.

> Es gibt kaum einen Prozess im Körper, der nicht direkt oder indirekt von Magnesium abhängig ist.

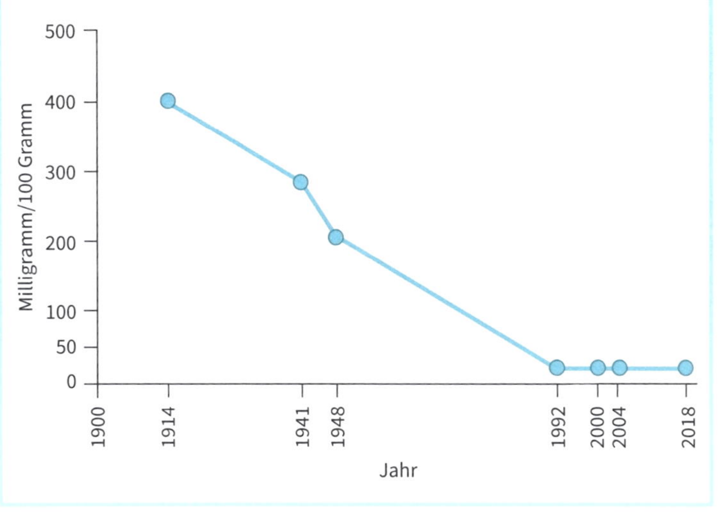

Der durchschnittliche Gehalt an den Mineralstoffen Kalzium, Magnesium und Eisen in Kohl, Salat, Tomaten und Spinat ist zwischen 1914 und 2018 um über 80 Prozent gefallen (Workinger JL, Doyle RP, Bortz J., 2018).

Eine der wichtigsten Funktionen von Magnesium hängt direkt mit den Mitochondrien zusammen und macht es zum entscheidenden Element in der Energiegewinnung. Im letzten Schritt der Atmungskette sorgt Magnesium für die Stabilisierung der dort hergestellten

Energiewährung ATP. Dieser Schritt ist unbedingt erforderlich: auch, weil erst der stabile Magnesium-ATP-Komplex leichter an Enzyme binden kann. Das hört sich zunächst wenig eindrucksvoll an. Doch Magnesium ist hier der ausschlaggebende Faktor dafür, wie effizient unser Körper das gebildete ATP nutzen kann.

Wann immer also mit therapeutischen Maßnahmen (durch Präparate, Sport etc.) eine Steigerung der Energiebildung in den Mitochondrien angestrebt wird, sollte begleitend Magnesium zum Einsatz kommen. Damit ist gewährleistet, dass die angeschobene ATP-Bildung auch möglichst effizient genutzt werden kann. Dazu reicht ein preisgünstiges Magnesiumcitrat-Pulver. Es muss kein teurer Magnesium-Komplex sein.

Empfehlenswerte Magnesium-Verbindungen

Organische Magnesium-Verbindungen haben eine bessere Bioverfügbarkeit.

Wegen der besseren Bioverfügbarkeit sollten bei Magnesium immer organische Verbindungen verwendet werden. Ich setze fast ausschließlich Magnesiumtaurat und Magnesiumcitrat ein.

- **Magnesiumtaurat** enthält die Aminosulfonsäure Taurin, die selbst antioxidativ wirkt und so die Mitochondrien schützt. Auch für Sportler ist Magnesiumtaurat interessant, denn Taurin verlangsamt unter anderem die Ermüdung der Muskulatur. Weil Taurin in vielen Energy-Drinks zu finden ist, wird häufig vermutet, dass Taurin eine aufputschende Wirkung hat. Im Gegenteil: es wirkt neuronal entspannend, ohne schläfrig zu machen. Ein weiteres klassisches Einsatzgebiet sind Herzerkrankungen, da Magnesiumtaurat blutdruckregulierend und herzschützend (kardioprotektiv) wirken und die Herzfunktion verbessern kann. Taurinmangel führt zu zahlreichen, teilweise schweren Veränderungen der Mitochondrien. Taurin wirkt sich positiv aus auf die Bildung wichtiger mitochondrialer Proteine, auf die Reduzierung hochreaktiver Superoxide und es verhindert eine Calciumüberladung, die die Energieproduktion stören würde.

- **Magnesiumcitrat** unterstützt den Säure-Basen-Haushalt, weil es die Produktion der wichtigsten Base in unserem Körper fördert: Bicarbonat. Der Körper bildet aus einem Molekül Citrat drei Moleküle Bicarbonat.
- **Magnesiumbisglycinat** gilt als besonders verträglich für den Magen-Darm-Trakt und wird daher häufig bei Menschen eingesetzt, die schnell mit zu weichem Stuhl reagieren. Das liegt daran, dass diese Verbindung im Darm relativ wenig osmotisch wirkt, was bedeutet, dass sie nur wenig Wasser im Stuhl bindet. Basierend auf meinen Erfahrungen in der Praxis bevorzuge ich jedoch Magnesiumtaurat, da es ebenso gut vertragen wird und zusätzlich die therapeutischen Vorteile von Taurin bietet.

Einnahmeempfehlungen und Dosierung

Die übliche Tagesdosis von Magnesium liegt bei 200 bis 450 mg elementarem Magnesium. „Elementares Magnesium" bezieht sich auf den reinen Magnesiumanteil im Präparat, ohne die Verbindungsteile wie zum Beispiel Citrat in Magnesiumcitrat. Auf der Packung ist meist sowohl die Gesamtmenge der Verbindung (z. B. Magnesiumcitrat, Magnesiumbisglycinat) angegeben, aber auch der tatsächliche Magnesiumgehalt, also das „elementare Magnesium". Letzteres ist für die Dosierung entscheidend.

Bei Kapseln sollte die Dosis über den Tag verteilt werden, und zwar so, dass pro Einnahme 100 bis maximal 150 mg elementares Magnesium eingenommen werden. Mehr kann der Körper auf einmal kaum aufnehmen: Höhere Dosen verursachen möglicherweise Verdauungsprobleme und landen schlichtweg in der Toilette.

> Die Einnahme sollte zwischen den Mahlzeiten erfolgen.

Bei Magnesiumcitrat setze ich gern Pulver ein, das in eine Flasche stilles Wasser gegeben und über den Tag verteilt getrunken werden kann. So ist über immer wieder kleine Mengen eine ideale Aufnahme und eine optimale Verträglichkeit gewährleistet. Der Geschmack ist dezent zitronig und wird meist als angenehm empfunden. Achten Sie beim Kauf darauf, dass es sich bei dem Pulver um Magnesiumcitrat und nicht um Trimagnesiumdicitrat handelt. Letzteres löst sich deutlich schlechter in Wasser und schmeckt meist bitter.

Ein intrazellulärer Magnesiummangel lässt sich durch besonders hohe Dosen nicht schneller auffüllen. Deshalb ist die regelmäßige, konstante Einnahme bei Magnesium so wichtig. Das Auffüllen intrazellulärer Mängel kann durchaus neun Monate dauern.

Gibt es wirklich eine „Durchfall-Grenze"?

Immer wieder hört man von Dosierungen „bis zur Durchfall-Grenze". Tatsächlich verursacht Magnesium in gewissen Dosierungen Durchfall, doch ab welcher Menge, das ist sehr verschieden und hängt unter anderem vom Zustand des Darms, von der Wahl der jeweiligen Magnesiumverbindung (unterschiedlich starke osmotische Wirkung) und der individuellen Empfindlichkeit ab. Es hängt aber ausdrücklich nicht vom Versorgungsstatus ab. Auch Menschen mit deutlichem Magnesiummangel können schon bei relativ kleinen Gaben mit zu weichem Stuhl reagieren. Dann sollte ein geeigneteres Präparat und eine möglichst kleinteilige Dosenverteilung über den Tag erfolgen.

Auswahl klassischer Einsatzgebiete

- Bluthochdruck
- Schlafstörungen
- Herz-Kreislauf-Erkrankungen
- Diabetes mellitus
- Migräne und Kopfschmerzen
- Prämenstruelles Syndrom (PMS)
- Osteoporose
- Asthma
- Depressionen, Stress und Angstzustände

Vitamin D gehört immer dazu

Vitamin-D-Rezeptoren befinden sich überall in unserem Körper, in nahezu allen Geweben: in der Bauchspeicheldrüse, in Haut und Muskeln, in den Zellen unseres Immunsystems. Diese Rezeptoren gibt es nicht ohne Grund und sie sind der Beleg dafür, dass Vitamin D an nahezu jeder Stelle unseres Körpers gebraucht wird. Ein guter Vitamin-D-Status ist daher ein Muss, bei jeder Erkrankung und auch präventiv. Der Serumspiegel sollte bei 40 bis 60 ng/ml (25-OH-Vitamin D) liegen. Therapeutisch begleitet werden je nach Erkrankung auch höhere Spiegel angestrebt.

Der Vitamin-D-Spiegel sollte ein Standardparameter sein, der bei jedem Menschen regelmäßig gemessen wird: wenigstens alle zwei Jahre, bei Erkrankungen mindestens einmal jährlich. Idealerweise misst man gegen Ende des Winters, etwa im Februar, wenn der Status naturgemäß am schlechtesten ist. Der Körper kann von Oktober bis März mangels ausreichender UV-Strahlung in der Haut kein Vitamin D bilden. Das ist erst ab einem UV-Index von mindestens 3 möglich. Viele Handys zeigen den aktuellen UV-Index in der Wetter-App an.

> Der Vitamin-D-Spiegel sollte wenigstens alle zwei Jahre, bei Erkrankungen mindestens einmal jährlich gemessen werden.

Ein Mangel an Vitamin D fördert die Entstehung von Krankheiten wie Parkinson, Alzheimer, Depressionen, ADHS, Diabetes Typ 2 und Autoimmunerkrankungen. Auch ein erhöhtes Risiko für Krebs- und Herz-Kreislauf-Erkrankungen steht in Verbindung mit einem Vitamin-D-Mangel. 2017 zeigte eine Studie, dass ein schlechter Vitamin-D-Status bei Neugeborenen das Risiko erhöht, an Multipler Sklerose zu erkranken.

Vitamin D steigert Therapie-Erfolg

Am Anfang dieses Buches ging es unter anderem um die nötige Motivation und das Durchhaltevermögen in der Therapie. Hier liegt eine besondere Stärke von Vitamin D: Ein gesunder Spiegel von 40 bis 60 ng/ml kann diese wichtigen Aspekte der Therapie verbessern, indem er einen gesunden Antrieb ermöglicht.

Für Menschen mit lange bestehender chronischer Erschöpfung und depressiver Stimmungslage kann es sinnvoll sein, die Therapie zunächst mit der Vitamin-D-Gabe zu starten.

Dieser Antrieb kommt nicht nur aus einer körperlichen Stärkung, sondern wird auch durch eine mentale Stärkung erreicht: Die Zellen unseres Gehirns und des Rückenmarks haben hunderte bis tausende Vitamin-D-Rezeptoren. Auch im limbischen System sind sie zu finden, wo unsere Emotionen verarbeitet und Endorphine ausgeschüttet werden. Der Vitamin-D-Status ist somit nicht nur ein wichtiger Faktor für die körperliche Gesundheit, sondern auch ein wertvolles Werkzeug, um psychologische Barrieren in der Therapie zu überwinden und einen erfolgreichen Behandlungsverlauf zu fördern.

Einnahmeempfehlung und Dosierung

Die Standard-Tagesdosis von Vitamin D sollte abhängig von der Jahreszeit zwischen 2.000 und 4.000 IE (Internationale Einheiten) liegen. Die Einnahme zu einer fetthaltigen Mahlzeit gewährleistet eine gute Aufnahme.

Therapeutisch kommen teilweise deutlich höhere Dosierungen zum Einsatz. Für den Alleingang ist das nicht zu empfehlen. Wer ohne einen Therapeuten startet, ist mit den Empfehlungen der Europäischen Behörde für Lebensmittelsicherheit (EFSA) auf der sicheren Seite. Die EFSA hat für Erwachsene ein Upper Intake Level (UL) von 4.000 IE festgelegt und diesen Wert auch bei der letzten Erhebung Mitte 2023 noch einmal bestätigt.

Was das „Upper Intake Level“ bedeutet

Das „Upper Intake Level“ (UL, Obergrenze der Nährstoffzufuhr) der Europäischen Behörde für Lebensmittelsicherheit (EFSA) ist keine empfohlene Tagesdosis, sondern vielmehr der Grenzwert, der ohne therapeutische Begleitung nicht überschritten werden sollte, um gesundheitliche Risiken zu vermeiden. Für Personen mit besonderen Einschränkungen, etwa Nierenerkrankungen, können diese Grenzwerte ggf. nicht angewendet werden. Das UL ist „die ▸▸

höchste Menge der täglichen, dauerhaften Aufnahme eines Nährstoffs aus allen Quellen, von der angenommen wird, dass sie keine negative Auswirkung auf die Gesundheit darstellt“. Dieser Wert basiert auf einer umfassenden Bewertung wissenschaftlicher Daten.

Für die Wirksamkeit von Vitamin D ist außerdem die tägliche Einnahme wichtig, wie inzwischen belegt ist und auch vom Deutschen Krebsforschungszentrum (DKFZ) empfohlen wird. Mitte 2023 veröffentlichte das DKFZ: Die tägliche Einnahme von Vitamin D könne laut einer Auswertung basierend auf 14 hochqualitativen Studien mit fast 105.000 Teilnehmern die Krebssterblichkeit in der Bevölkerung um zwölf Prozent senken. Eine wöchentliche Einnahme habe das nicht gezeigt.

Magnesium als wichtiger Partner: Wie beim Coenzym Q10 ist auch beim Vitamin D das Magnesium ein wichtiger Partner, der standardmäßig begleitend eingesetzt werden sollte. Magnesium ist entscheidend für den Vitamin-D-Stoffwechsel, weil zwei wichtige Enzyme magnesiumabhängig arbeiten. Sie wandeln Vitamin D in seine ebenfalls notwendigen Formen (Metaboliten) um:

- 25-Hydroxylase: wandelt Vitamin D (Cholecalciferol) in der Leber in Calcidiol (25-OH-Vitamin D) um
- 1α-Hydroxylase: Umwandlung von Calcidiol (25-OH-Vitamin D) in die aktive, hormonelle Form Calcitriol (1,25-OH2-Vitamin D) in der Niere

Auswahl klassischer Einsatzgebiete

- Typ-2-Diabetes (Verbesserung der Insulinsensitivität)
- Sarkopenie (altersbedingter Muskelabbau)
- Senkung des Sturzrisikos im Alter (Verbesserung der Muskelkraft und des Gleichgewichts)

- Infektneigung (präventiv und akut)
- Multiple Sklerose und andere Autoimmunerkrankungen
- Depressionen
- Herz-Kreislauf-Erkrankungen
- Chronisch-entzündliche Darmerkrankungen wie Morbus Crohn, Colitis ulcerosa etc.
- Hauterkrankungen wie Psoriasis (Schuppenflechte)
- Kognitive Beeinträchtigung

Alpha-Liponsäure: Radikalfänger und Coenzym

Alpha-Liponsäure ist, genau wie Coenzym Q10, Vitamin C, E und Glutathion, ein sogenannter Scavenger. Das sind Substanzen, die direkt freie Radikale und reaktive Sauerstoffspezies (ROS) abfangen und neutralisieren.

Alpha-Liponsäure ist eine schwefelhaltige Fettsäure und an vielen mitochondrialen Zellreaktionen beteiligt. Als Teil der Top 5 der Antioxidantien fängt sie aktiv freie Radikale und ist außerdem in der Lage, die Regeneration anderer Antioxidantien wie Vitamin C und E, Coenzym Q10 und Glutathion zu fördern.

Alpha-Liponsäure ist einzigartig unter den Antioxidantien, denn sie ist amphiphil, was bedeutet, dass sie sowohl hydrophile (wasserlösliche) als auch lipophile (fettlösliche) Eigenschaften besitzt. Diese duale Löslichkeit ermöglicht es ihr, sowohl in den hydrophilen Bereichen der Zelle (Zytoplasma), als auch in den lipophilen Bereichen (den Zellmembranen) antioxidativ wirken zu können. Da Alpha-Liponsäure die Blut-Hirn-Schranke passieren kann, kommt diese besondere Fähigkeit auch in unserem Gehirn zum Tragen: Hier verbessert sie die Blutversorgung der Nervenzellen und fördert so eine gesunde Nervenfunktion.

Darüber hinaus ist sie – zusammen mit Thiamin (Vitamin B1) – ein essenzieller Cofaktor für Enzymkomplexe im Energiestoffwechsel innerhalb der Mitochondrien.

Der Nutzen von Alpha-Liponsäure wurde in vielen Studien bestätigt. Insbesondere an ihrer positiven Auswirkung auf diabetische Polyneuropathie besteht kein Zweifel: So gibt das Deutsche Diabetes-Zentrum Düsseldorf an, dass mit der Einnahme von 600 mg Alpha-Liponsäure täglich bereits nach fünf Wochen eine

Reduktion der Schmerzen und Missempfindungen um 50 Prozent erreicht werden kann.

Chelat-Wirkung: Alpha-Liponsäure ist ein sogenannter Chelatbildner. Das bedeutet, dass sie die Fähigkeit besitzt, sich an Metallionen zu binden und stabile Komplexe zu bilden. Somit können Schwermetalle wie Blei, Quecksilber und Arsen gebunden und ausgeschieden werden.

Einnahmeempfehlung und Dosierung

Dosierung sowie Einnahmezeitpunkt und -dauer können von Fall zu Fall und je nach Indikation sehr unterschiedlich sein. Standardmäßig werden meist 200 bis 300 mg täglich empfohlen, einzunehmen 30 bis 60 Minuten vor dem Essen. Sollte die erwünschte Wirkung damit nicht erreicht werden, sollte ein Therapeut hinzugezogen werden.

Vorsicht Unterzuckerung: Alpha-Liponsäure kann eine Hypoglykämie (niedriger Blutzuckerspiegel) auslösen, besonders in Kombination mit anderen blutzuckersenkenden Therapien. Insbesondere Diabetiker sollten vorsichtig sein und ihren Blutzuckerspiegel überwachen, wenn sie Alpha-Liponsäure einnehmen.

Auswahl klassischer Einsatzgebiete

- Typ-2-Diabetes (Verbesserung der diabetischen Polyneuropathie, Blutzuckersenkung)
- Multiple Sklerose
- Neurodegenerative Erkrankungen (verbessert die neuronale Glukoseverwertung)
- Bluthochdruck und Arteriosklerose (reguliert Stickstoffmonoxid (NO) und wirkt damit gefäßerweiternd und gefäßschützend)
- Lebererkrankungen (durch Entgiftung/Chelatbildung)
- Schwermetallvergiftungen (durch Entgiftung/Chelatbildung)

Eisen als Cofaktor der Atmungskette

Die Auswirkungen eines Eisenmangels auf die Blutbildung sind allseits bekannt: Es entwickelt sich eine Blutarmut. Doch schon bevor das im Blutbild sichtbar wird, können die Eisenspeicher nicht mehr adäquat gefüllt sein. Ein Eisenmangel und auch die Eisenmangel-Anämie (Blutarmut) werden in den Hausarztpraxen zu selten diagnostiziert und dementsprechend auch zu selten therapiert. Dabei ist die Eisenversorgung ein lange bekanntes Problem: Laut der Nationalen Verzehrsstudie II von 2008 des Bundesministeriums für Ernährung erreichen 75 Prozent der 14- bis 50-jährigen Frauen nicht die empfohlene Tageszufuhr an Eisen.

Eine Blutarmut führt neben vielen weiteren Symptomen zu chronischer Erschöpfung, die vor allem dadurch entsteht, dass es zu einem Sauerstoffmangel kommt. Die roten Blutkörperchen (Erythrozyten) transportieren Sauerstoff zu allen Zielgeweben in unserem Körper. Haben wir zu wenige davon, kommt überall zu wenig Sauerstoff an – auch in den Mitochondrien, wo Sauerstoff Grundvoraussetzung für die Atmungskette ist.

Ein Eisenmangel kann schon vor einer Blutarmut zu chronischer Erschöpfung führen.

Doch viele Frauen berichten bereits von chronischer Erschöpfung, lange bevor eine Blutarmut im Blutbild erkennbar wird. Das überrascht nicht, da Eisen nicht nur in der Blutbildung ein Schlüsselelement ist, sondern auch ein wesentlicher Bestandteil der Energieerzeugung in den Mitochondrien ist. Ein Mangel an Eisen wirkt sich unmittelbar auf die ATP-Produktion aus, da Eisen Bestandteil der ersten drei Komplexe der Atmungskette ist. Diese Beeinträchtigung der Energiegewinnung kann Symptome der Erschöpfung hervorrufen, noch bevor es zu einer Anämie und dem damit verbundenen Sauerstoffmangel kommt.

Eine wichtige Rolle spielt außerdem das eisenabhängige Enzym Thioredoxin-Reduktase. Es trägt in unseren Mitochondrien dazu bei, das Gleichgewicht zwischen der Produktion und der Neutralisierung von Oxidantien aufrechtzuerhalten. Außerdem ist es an der Regulation der Apoptose (programmierter Zelltod) beteiligt.

Psychische Auswirkungen

Bei Sekundären Mitochondriopathien kann ein schlechter Eisenstatus außerdem Depressionen verursachen oder verstärken, denn Eisen wird für die Bildung der stimmungsregulierenden Neurotransmitter Dopamin und Serotonin benötigt. Auch der Einfluss eines Eisenmangels auf die Schilddrüse kann sich verstärkend auf Depressionen auswirken: Die Thyreoperoxidase – das Enzym, das die Schilddrüsenhormone fT3 und fT4 entstehen lässt – ist ebenfalls eisenabhängig. Diese Hormone sind an der Stimmungsregulation beteiligt.

Eisenstatus richtig messen

Um die Eisenversorgung zu bestimmen, wird das Speichereisen – das Ferritin – gemessen. Der Wert kann aber von Entzündungen, Leberfunktionsstörungen oder Tumorerkrankungen beeinflusst werden und dann falsch erhöht sein. Hier müssen also mindestens noch das kleine Blutbild, der Entzündungsmarker CRP und ggf. die Leberenzyme gemessen werden. Je nach Situation können noch weitere Parameter sinnvoll sein, etwa Transferrinsättigung, Retikulozyten-Hämoglobin oder löslicher Transferrinrezeptor.

Der in Hausarztpraxen immer noch häufig gemessene Wert „Eisen im Serum" lässt keine Rückschlüsse auf die Eisenversorgung zu, da der Wert im Tagesverlauf stark schwankt und nicht den Speicher widerspiegelt. Seit langem steht daher in der Leitlinie für Eisenmangel/Eisenmangelanämien, dass das Serumeisen als Blutwert überholt ist und nicht mehr für die Diagnostik verwendet werden soll.

> Der in Hausarztpraxen häufig gemessene Wert „Eisen im Serum" lässt keine Rückschlüsse auf die Eisenversorgung zu.

Ein vernünftiger Ferritinspiegel liegt bei gebärfähigen Frauen bei mindestens 60 ng/ml (bis gut 100 ng/ml), Männer sollten mindestens 100 ng/ml (bis ca. 250 ng/ml) haben.

Einnahmeempfehlung und Dosierung

Die als Nahrungsergänzungsmittel angebotenen Dosierungen variieren stark und sind häufig zu niedrig angesetzt (z. B. 15 bis 30 mg), um einen Mangel beheben zu können. Das häufig vom Arzt verordnete und ausreichend hoch dosierte Präparat Ferrosanol (100 mg) mit einem Eisen(II)-glycin-sulfat-Komplex wird aber nicht immer vertragen.

Ich habe die besten Erfahrungen mit Hochdosis-Präparaten mit einem Eisen-Chelat-Komplex gemacht, die viele Cofaktoren enthalten und sich erst im Dünndarm auflösen, was zusammen die Verträglichkeit erheblich steigert. Auch Curryblattpräparate weisen – allerdings nur bei etwas niedrigerer Dosierung – eine gute Verträglichkeit bei gleichzeitig recht guter Bioverfügbarkeit auf. Sie könnten bei leichtem Eisenmangel durchaus noch zum Auffüllen ausreichen.

Das Auffüllen eines stärkeren Eisenmangels kann anspruchsvoller sein, als man denkt. Hier ist eine therapeutische Begleitung sinnvoll, wenn es nicht auf Anhieb klappt. Auch der Darm sollte als Bremse bei der Nährstoffaufnahme in Betracht gezogen werden. Ebenso kann ein Vitamin-A-Mangel einen guten Eisenstatus behindern.

Bei starken Unverträglichkeiten der Präparate oder bei sehr starken Monatsblutungen bleibt manchmal nur die Eiseninfusion beim Arzt.

Durch Eisenpräparate färbt sich der Stuhl schwarz und es kann zu Verstopfung kommen. Dieser Verstopfung kann man mit Magnesiumgaben entgegenwirken. Zwischen der Einnahme dieser beider Mineralien sollten ca. zwei Stunden Abstand eingehalten werden.

Auswahl klassischer Einsatzgebiete

- Eisenmangelanämie
- Erkrankungen, bei denen die Eisenaufnahme gestört ist (Zöliakie, Morbus Crohn etc.)
- Chronische Herzinsuffizienz (Eisenmangel kann bei Herzinsuffizienz die Symptome verschlimmern)
- Starke Monatsblutung
- Krebserkrankungen/Chemotherapie

Omega-3-Fettsäuren für gesunde Membranen

Die Gesundheit unserer Mitochondrien hängt von vielen Faktoren ab, nicht zuletzt von der Zusammensetzung ihrer Membranen. Für ihren Aufbau braucht es die essenziellen Omega-3-Fettsäuren EPA (Eicosapentaensäure) und DHA (Docosahexaensäure). Sie sind maßgeblich an der Struktur der Mitochondrienmembran beteiligt und beeinflussen ihre Stabilität und Durchlässigkeit. Das sichert eine optimale Energiegewinnung. EPA und DHA spielen außerdem eine wichtige Rolle bei der Reduzierung von Entzündungsreaktionen und tragen zum antioxidativen Schutz bei, was sich letztlich ebenfalls auf die ATP-Produktion auswirkt.

> EPA/DHA bilden mit Vitamin D und Magnesium ein Mikronährstoff-Trio, das eine solide Grundlage in Therapie und Prävention darstellt. Sie sollten dauerhaft die gesunde Ernährung ergänzen.

Die beiden Omega-3-Fettsäuren sind auch an der Bildung eines weiteren wichtigen Zellmembranlipids beteiligt: Cardiolipin. Dieses Phospholipid ist einzigartig und von zentraler Bedeutung für die Mitochondrien. Es wirkt wie ein Booster für die ATP-Gewinnung, indem es Komplexe der Atmungskette zu sogenannten Suprakomplexen zusammenführt. Auch an der Regulation der wichtigen Apoptose (programmierter Zelltod) ist es beteiligt. Der Name Cardiolipin stammt daher, dass es im Herzmuskel zuerst entdeckt wurde. Es ist aber in jeder Zelle unseres Körpers Bestandteil der inneren Mitochondrienmembran, nicht nur im Herzen.

Ohne die Omega-3-Fettsäuren EPA und DHA kann kein funktionales Cardiolipin entstehen. Anomalien in der Cardiolipin-Zusammensetzung wurden mit verschiedenen Krankheiten in

Verbindung gebracht, darunter Herz-Kreislauf-Erkrankungen, neurodegenerative Erkrankungen und Störungen der mitochondrialen Funktion.

Brauchen wir mehr EPA oder mehr DHA?

EPA und DHA kommen vor allem in fettem Seefisch und Algen vor. Da Algen hierzulande nur spärlich bis gar nicht auf den Teller kommen, haben Vegetarier und Veganer hier häufig große Defizite. Aber auch unter Allesessern messe ich in meiner Praxis häufig viel zu niedrige Werte. Daher sollten hochwertiges Fischöl oder Algenöl die Ernährung ergänzen. Naturgemäß ist in Fischöl mehr EPA als DHA enthalten (2:1), im Algenöl ist es umgekehrt (1:2).

EPA und DHA können im Körper in gewissem Maße ineinander umgewandelt werden. In unserem Gehirn ist besonders viel DHA enthalten: ca. 30 Prozent der Zellmembranen des Gehirns bestehen aus dieser Omega-3-Fettsäure. Die immer wieder aufkommende Diskussion, ob nun mehr EPA oder mehr DHA nötig ist, sollte einen eher geringen Stellenwert einnehmen. Denn maßgeblich ist zunächst einmal das Erreichen und Halten eines guten Omega-3-Index, den man messen sollte. Und zwar per venöser Blutentnahme und mittels Messung in der Erythrozytenmembran: nicht im Vollblut und nicht im Kapillarblut, wo es zu Ungenauigkeiten bzw. zu einem Einfluss der aktuellen Ernährung kommen kann.

> Zahlreiche Studien belegen die positiven Auswirkungen von Omega-3-Fettsäuren.

Anzustreben ist ein Omega-3-Index zwischen acht und elf Prozent. Zahlreiche Studien belegen die positiven Auswirkungen dieses Zielbereichs auf vor allem Herz-Kreislauf-Erkrankungen. So konnte zum Beispiel gezeigt werden, dass ein Omega-3-Index von vier Prozent eine 50 Prozent erhöhte Gesamtsterblichkeit bedeutet gegenüber einem Index von acht bis elf Prozent.

Wichtige Vorteile beider Omega-3-Fettsäuren sind:

- Sie fördern die Gefäßgesundheit (gefäßerweiternd, entzündungssenkend, anti-arteriosklerotisch).
- Sie wirken kardioprotektiv (der Omega-3-Index ist ein Risikomarker für Herz-Kreislauf-Erkrankungen und plötzlichen Herztod).
- Omega-3-Fettsäuren unterstützen den Lipidstoffwechsel: Sie senken Triglyceride und erhöhen das „gute" HDL-Cholesterin.
- Sie sind Ausgangssubstanz für viele Gewebshormone (Prostaglandine etc.).
- Sie sind entscheidend für die Gehirnentwicklung und das Nervensystem.
- Sie regulieren das Immunsystem.
- Sie wirken antientzündlich.

Warum Leinöl keine Alternative ist

In Leinöl ist die Omega-3-Fettsäure Alpha-Linolensäure (ALA) enthalten. Sie kann die wichtigen Funktionen von EPA und DHA nicht ersetzen. Grundsätzlich kann der Körper Alpha-Linolensäure (ALA) zwar umwandeln, jedoch nicht in ausreichender Menge: Nur ca. fünf Prozent der Alpha-Linolensäure (ALA) können in EPA und davon wiederum ein Prozent in DHA umgewandelt werden. Das deckt nicht annähernd den Bedarf.

Leinöl kann die Zufuhr von EPA und DHA nicht ersetzen.

Einnahmeempfehlung und Dosierung

Präventiv und zur Erhaltung eines guten Omega-3-Index können dauerhaft 2 g EPA/DHA in Form von Fisch- oder Algenöl täglich zugeführt werden, therapeutisch und bei einem Mangel gegebenenfalls mehr. Wichtig ist die Einnahme zu einem fetthaltigen Essen, damit die Fettsäuren optimal aufgenommen werden. Öl ist Kapseln vorzuziehen. Angebrochene Flaschen sollten Sie zügig aufbrauchen und im Kühlschrank aufbewahren.

Qualität und TOTOX-Wert

Die Qualitätsunterschiede am Markt sind enorm. Was günstig ist, taugt in der Regel nicht viel, doch auch bei einigen hochpreisigen Präparaten ist Vorsicht geboten. Grundsätzlich sollten Sie Öle statt Kapseln verwenden, allein schon, weil die einzunehmende Kapselmenge bei geeigneter Dosierung recht hoch ist. Wichtigstes Qualitätsmerkmal ist der TOTOX-Wert, der im Zweifel beim Hersteller erfragt werden muss.

Der TOTOX-Wert *(TOTal OXidation value)* ist ein „Frischewert" für den Oxidationsgrad von Ölen. Ist ein Öl Sauerstoff ausgesetzt, findet eine Oxidation der Fettsäuren statt – das Öl wird ranzig und die guten Fettsäuren zerstört.

Wichtig ist der TOTOX-Wert im fertigen Produkt. Der Wert des vom Hersteller eingekauften Rohstoffs sagt nicht aus, wie stark eine Oxidation während des Abfüllprozesses ins Endprodukt stattgefunden hat.

Auswahl klassischer Einsatzgebiete

- Herz-Kreislauf-Erkrankungen
- Bluthochdruck
- Fettstoffwechselstörungen
- Arteriosklerose
- ADHS
- Morbus Alzheimer
- Akne vulgaris
- Depressionen
- Migräne
- Morbus Crohn und andere chronisch-entzündliche Darmerkrankungen
- Typ-2-Diabetes
- Krebserkrankungen
- Adipositas

Ohne L-Carnitin keine Energie aus Fettsäuren

Für die mitochondriale Energiegewinnung ist L-Carnitin unverzichtbar: Es fungiert als Transporter und bringt Fettsäuren ins Innere der Mitochondrien. Die Energiegewinnung aus Fetten ist für unsere Gesundheit ebenso lebenswichtig wie die aus Glukose. Besonders das Herz ist auf diesen Vorgang (die Beta-Oxidation) angewiesen. Rund 80 Prozent der tagtäglich vom Herzen verwendeten Energie werden aus diesem Prozess generiert.

Die Energiegewinnung aus Fetten ist für unsere Gesundheit ebenso lebenswichtig wie die aus Glukose.

Ohne L-Carnitin stehen die Fettsäuren praktisch vor verschlossener Tür, und das hat weitreichende Folgen: Es führt zu vermehrter Fetteinlagerung in den Geweben und erhöhten Blutfetten. Weil ersatzweise mehr Glukose verbraucht wird, kann es zu Unterzuckerungen und zu einer Insulinresistenz kommen. Das Herz kann auf einen Carnitin-Mangel mit Schwäche und Rhythmusstörungen reagieren.

Ein Mangel entsteht entweder durch gesteigerten Bedarf (bei Erkrankungen, Sport und Schwangerschaft), durch erhöhte Ausscheidung (bei Diabetes mellitus) oder durch zu geringe Zufuhr. Der Körper kann zwar L-Carnitin herstellen, doch allein damit ist der durchschnittliche Bedarf nicht annähernd zu decken.

Die Bildung von L-Carnitin läuft über einen mehrstufigen Prozess ab. Er findet hauptsächlich in Leber und Nieren, aber auch im Gehirn statt und benötigt eine Reihe essenzieller Nährstoffe:

- **Ausgangsstoffe:** Die essenziellen Aminosäuren L-Lysin und L-Methionin sind die primären Bausteine für die Synthese von L-Carnitin.
- **Cofaktoren:** Nur mit Hilfe der Cofaktoren Vitamin C, Vitamin B6 (Pyridoxin), Vitamin B3 (Niacin) und Eisen kann L-Carnitin gebildet werden.

Die körpereigene Bildung von L-Carnitin kann den durchschnittlichen Bedarf nicht decken.

Zusätzlich zur körpereigenen Herstellung muss L-Carnitin aus der Nahrung aufgenommen werden: Tierische Produkte, vor allem Schaf- und Ziegenfleisch, enthalten L-Carnitin. In Pflanzen ist es nur in sehr geringen Mengen zu finden, weshalb vor allem Vegetarier und Veganer auf eine ausreichende Zufuhr achten sollten. Bei Veganern kommt erschwerend hinzu, dass auch die Eigensynthese durch weitere Nährstoffmängel (vor allem Lysin und Eisen) häufig stark eingeschränkt ist.

Einnahmeempfehlung und Dosierung

Präventiv 500 mg täglich, bei Mitochondriopathien 2 bis 4 g täglich, am besten auf mehrere Dosen zwischen den Mahlzeiten verteilt.

Auswahl klassischer Einsatzgebiete

- Typ-2-Diabetes
- Fettleber
- Adipositas
- Herzerkrankungen
- Zum Muskelaufbau im Sport
- Bei krebsbedingter Abmagerung (Tumorkachexie)
- Lebererkrankungen (z. B. Leberzirrhose)

Vitamin E schützt Fette und Membranen

> Vitamin E schützt die ungesättigten Fettsäuren und Enzyme, die in den Membranen der Mitochondrien eingelagert sind.

Vitamin E, eines der stärksten Antioxidantien, kommt in acht natürlichen Formen vor: vier als Tocopherole und vier als Tocotrienole. Es schützt die ungesättigten Fettsäuren und Enzyme, die in den Membranen der Mitochondrien eingelagert sind, vor Oxidation durch Radikale. Das fettlösliche Vitamin E integriert sich dafür selbst in die Membranen und wirkt dort wie eine Art Schutzschild.

Gleichzeitig wirkt Vitamin E entzündungshemmend, was indirekt die Effizienz der Mitochondrien unterstützt. Damit Vitamin E seine Schutzfunktion voll entfalten kann, benötigt es einen Partner: zum Beispiel Vitamin C. Es ist in der Lage, Vitamin E zu regenerieren, nachdem es freie Radikale neutralisiert hat. In diesem Prozess wird Vitamin E selbst oxidiert, kann aber durch die Hilfe von Vitamin C in seine aktive Form zurückgeführt werden. Für eine optimale Wirkung sollte Vitamin E daher zusammen mit Vitamin C eingenommen werden, idealerweise im Verhältnis von 1:2.

> Die Top-5-Antioxidantien Vitamin C und E, Glutathion, Alpha-Liponsäure und Coenzym Q10 regenerieren sich gegenseitig.

Vitamin E schützt auch Cholesterin vor Oxidation, insbesondere das LDL-Cholesterin. Das leistet einen wichtigen Beitrag zum Schutz vor Arteriosklerose, denn vor allem das oxidierte LDL-Cholesterin ist hier Wegbereiter der Gefäßablagerung und -schädigung.

Zufuhr über Ernährung oft nicht ausreichend

Vitamin E ist in tierischen Lebensmitteln kaum enthalten. Das liegt daran, dass Vitamin E nur von Pflanzen hergestellt werden kann. Weizenkeimöl und andere Öle sind eine gute Quelle, ebenso Nüsse und Saaten.

Unwahrscheinlich ist ein Mangel nicht: Laut Nationaler Verzehrsstudie II erreichen 49 Prozent der Frauen und 48 Prozent der Männer die empfohlene tägliche Zufuhr (12 bis 15 mg) nicht. Diese Zufuhrempfehlung ist ohnehin sehr niedrig angesetzt und spiegelt bei Erkrankungen, die mit oxidativem Stress einhergehen, nicht annähernd den tatsächlichen Bedarf wider.

Einnahmeempfehlung und Dosierung

200 bis 300 mg täglich zu einer Mahlzeit, therapeutisch begleitet auch höher. Vitamin E wirkt auch antithrombotisch. Wegen dieses Einflusses auf die Blutgerinnung sollte es vor Operationen abgesetzt werden.

Vitamin E sollte als Komplex aus allen acht natürlichen Formen eingesetzt werden. In Einzelpräparaten ist meist nur Alpha-Tocopherol enthalten, dabei ist auch das Gamma-Tocopherol interessant: es ist ein guter Scavenger (Radikalfänger) und kann einige Arten von freien Radikalen effizienter neutralisieren als Alpha-Tocopherol. Insbesondere solche, die mit Stickstoffoxid assoziiert sind, was zu entzündungshemmenden Effekten führen kann.

> Vitamin E sollte als Komplex aus allen acht natürlichen Formen eingesetzt werden.

Auswahl klassischer Einsatzgebiete

- Arteriosklerose
- Rheumatische Erkrankungen
- Hauterkrankungen
- Nervenerkrankungen
- Typ-2-Diabetes
- Krebserkrankungen
- Morbus Parkinson
- Morbus Alzheimer
- nach Herzinfarkt/Schlaganfall
- ADM (altersabhängige Makula-Degeneration)

Vitamin C ist vielseitig

Vitamin C (Ascorbinsäure) ist ein wesentliches Antioxidans und spielt eine zentrale Rolle bei zahlreichen Körperfunktionen. Das wasserlösliche Vitamin C ist entscheidend für die Kollagensynthese, was für die Gesundheit von Haut, Blutgefäßen, Knochen und Knorpel wichtig ist. Es verbessert die Aufnahme von pflanzlichem Eisen und unterstützt bekanntermaßen das Immunsystem.

Vitamin C ist entscheidend für die Kollagenbildung und fördert den Histaminabbau.

Ein Schlüsselaspekt von Vitamin C ist seine Fähigkeit, andere Antioxidantien zu regenerieren, insbesondere Vitamin E. In Bezug auf die Mitochondrien spielt Vitamin C eine wichtige Rolle bei der Reduzierung oxidativer Schäden. Es kann so zur Verringerung der altersbedingten Abnahme der mitochondrialen Energieproduktion beitragen. Für Allergiker ist Vitamin C außerdem interessant, weil es den Histaminabbau fördert.

Hirn und Nebennieren brauchen Vitamin C: Die höchsten Konzentrationen von Vitamin C liegen in den Nebennieren und im Gehirn vor. Vitamin C ist an der Produktion von Cortisol und anderen Steroidhormonen in den Nebennieren beteiligt. In Stressperioden wird es aus den Nebennieren freigesetzt, was seine Bedeutung bei der Stressreaktion des Körpers zeigt. Das Gehirn hat ebenfalls eine hohe Konzentration an Vitamin C, besonders in den

Neuronen und in bestimmten Bereichen wie der Hypophyse. Es ist beteiligt an der Synthese von Neurotransmittern und aktiviert im Hypothalamus Hormone.

Die beste Möglichkeit, sich mit Vitamin C zu versorgen, bietet die Ernährung. Obst und Gemüse als Rohkost sollten täglich reichlich auf Ihrem Speiseplan stehen, denn dann gibt es neben anderen Nährstoffen noch jede Menge sekundäre Pflanzenstoffe dazu, die die antioxidative Wirkung von Vitamin C unterstützen.

Gute Vitamin-C-Quellen sind zum Beispiel:

- Hagebutten (bis zu 1000 mg/100 g)
- Paprika (50 bis 250 mg/100 g)
- Orangen und Zitronen (50 mg/100 g)

Einnahmeempfehlung und Dosierung

Oral 1 bis 2 g täglich. Wer die Ascorbinsäure im Magen nicht gut verträgt, kann Vitamin C als nahezu pH-neutrales Ascorbat einnehmen. Ich setze bevorzugt Ester-C ein, weil das Vitamin C hier als magenfreundliches Calciumascorbat inklusive aufnahmefördernder Bioflavonoide vorliegt.

Bei bestimmten Erkrankungen oder unter Stress sind höhere Dosen sinnvoll. Akut (z. B. bei Covid-19 und anderen Infekten) und in der Krebstherapie haben sich Vitamin-C-Infusionen bewährt.

Auswahl klassischer Einsatzgebiete

- Prävention und Behandlung von Erkältungen und Infektionen
- Hautgesundheit und Wundheilung
- Arteriosklerose und Herz-Kreislauf-Erkrankungen
- Kataraktprävention (Grauer Star)
- Krebserkrankungen
- Verbesserung der Immunfunktion
- Asthma
- Allergien

- Typ-2-Diabetes
- Helicobacter-Pylori-Infektionen

Melatonin schützt die Mitochondrien

Melatonin, als Schlafhormon bekannt, spielt ebenfalls eine entscheidende Rolle für den Schutz der Mitochondrien.

Melatonin, oft als Schlafhormon bekannt, spielt eine entscheidende Rolle weit über die Regulation des Schlaf-Wach-Rhythmus hinaus. Die höchsten intrazellulären Melatoninkonzentrationen finden sich in Mitochondrien – denn eine seiner wichtigsten Funktionen ist der Schutz der Zellkraftwerke.

Antioxidative Wirkung: Melatonin ist ein starkes Antioxidans und agiert in Mitochondrien als Radikalfänger. Es neutralisiert freie Radikale, wodurch es die Integrität und Funktion der Mitochondrien schützt. Außerdem fördert Melatonin die Bildung von antioxidativen Enzymen wie SOD (Superoxiddismutasen) und Glutathionperoxidasen.

Regulation des mitochondrialen Metabolismus: Melatonin beeinflusst direkt die mitochondrialen Prozesse. Es wirkt sich auf die Effizienz der Elektronentransportkette aus und optimiert so die Energieproduktion (ATP-Synthese) in den Zellen. Durch seine regulierende Wirkung trägt Melatonin dazu bei, dass die Mitochondrien effizient und effektiv arbeiten.

Regulation von Calciumionen: Eine Fehlregulation von Calciumionen kann zu mitochondrialen Dysfunktionen führen. Melatonin sorgt für die Aufrechterhaltung eines ausgewogenen Calciumspiegels und trägt so zur Stabilität der mitochondrialen Funktionen bei.

Unterstützung der mitochondrialen Biogenese: Melatonin fördert die Bildung neuer Mitochondrien.

Melatonin fördert die Bildung neuer Mitochondrien.

Verminderung des Zelltods: Melatonin kann den programmierten Zelltod (Apoptose) verhindern, der oft mit mitochondrialer Dysfunktion verbunden ist. Dies geschieht insbesondere dadurch, dass Melatonin sich schützend auf ein wichtiges Phospholipid in der Mitochondrien-Membran auswirkt: Cardiolipin.

Cardiolipin: ein einzigartiges Phospholipid
Cardiolipin kommt in den inneren Membranen von Mitochondrien vor und ist für die Energieerzeugung und den programmierten Zelltod (Apoptose) von Bedeutung. Veränderungen in Cardiolipin können bei verschiedenen Krankheiten und im Alter zu mitochondrialen Funktionsstörungen führen. Melatonin, ein Antioxidans aus der Zirbeldrüse, schützt die Mitochondrien vor Schäden, indem es die Integrität von Cardiolipin erhält.

Schutz vor neurodegenerativen Erkrankungen

Melatonin wird als potenzieller Schutzfaktor gegen neurodegenerative Störungen erforscht. Da Gehirnzellen einen hohen Energiebedarf für ihre normalen Aktivitäten haben, können Störungen in der mitochondrialen Funktion zu neuropathologischen Ereignissen führen, die neurodegenerative Erkrankungen wie Alzheimer, Parkinson und Multiple Sklerose bedingen.

Mitochondriale Dysfunktionen stellen oft ein frühes Ereignis in der Neurodegeneration dar. Eine Studie zeigte 2017, dass der Neuroschutz durch Melatonin gerade in diesen Anfangsstadien der Erkrankungen besonders effektiv sein kann. Die Forscher untersuchten, wie Melatonin und seine Schutzfunktionen für die Mitochondrien als mögliche therapeutische Strategie gegen neurodegenerative Störungen dienen können.

> Neuroschutz durch Melatonin zeigt sich besonders in den Anfangsstadien.

Bekämpfung altersbedingter oxidativer Schäden

Die im Alter reduzierte Melatonin-Synthese begünstigt mitochondriale Dysfunktionen. Bereits 2008 zeigte eine Studie, die an speziellen, schneller alternden Mäusen in der Altersforschung durchgeführt wurde: Eine Melatoninbehandlung konnte bei diesen Mäusen altersbedingten oxidativen Schäden und mitochondrialer Dysfunktion im Herzgewebe entgegenwirken, indem sie die bioenergetische Funktion der Mitochondrien verbessert. Dies spiegelte sich auch in einer erhöhten ATP-Produktion und einer verlängerten Lebensdauer wider.

Einnahmeempfehlungen und Dosierung

Melatonin ist als Arzneimittel in Deutschland in einer Dosierung bis zu 1 g pro Tablette oder Sprühstoß frei erhältlich. Höhere Dosierungen sind rezeptpflichtig.

Auswahl klassischer Einsatzgebiete

- Schlafstörungen (Insomnie)
- Chronische Erschöpfung (Fatigue)
- Neurodegenerative Erkrankungen
- Gesundheitsvorsorge und Anti-Aging

Glutathion für das Redoxgleichgewicht

Glutathion spielt eine zentrale Rolle in der Entgiftungsfunktion der Leber.

Glutathion ist ein Tripeptid aus den drei Aminosäuren Glutamin, Cystein und Glycin. Der Körper kann es selbst herstellen, aber unter besonderer Belastung reicht das häufig nicht aus. Glutathion kommt in nahezu allen Zellen unseres Körpers vor, besonders konzentriert in der Leber, wo es eine zentrale Rolle in der Entgiftungsfunktion spielt. Innerhalb der Zelle kann es zwischen seinen beiden Formen hin und her konvertiert werden:

- **GSH** steht für **reduziertes Glutathion,** auch bekannt als L-Glutathion. Es ist die aktive Form, die in der Lage ist, freie Radikale und andere reaktive Sauerstoffspezies zu neutralisieren. In dieser Form spendet Glutathion ein Elektron, um diese reaktiven Moleküle zu stabilisieren und zu entgiften.
- **GSSG** steht für **oxidiertes Glutathion.** Wenn zwei GSH-Moleküle jeweils ein Elektron spenden, um freie Radikale zu neutralisieren, werden sie selbst oxidiert und bilden ein Disulfid-Bindungspaar, das als GSSG bezeichnet wird.

Glutathion, eines der Top-5-Antioxidantien im Körper, trägt maßgeblich zur Regulierung des Redoxstatus bei. Das Redoxgleichgewicht ist wie eine Waage in unseren Zellen, die zwischen zwei Prozessen ausbalanciert sein muss: dem Hinzufügen und Entfernen von Elektronen. Diese Elektronen sind winzige Teilchen, die bei chemischen Reaktionen in den Zellen beteiligt sind. Einige Prozesse in den Zellen fügen Molekülen Elektronen hinzu, während andere Elektronen wegnehmen.

Das Gleichgewicht dieser Aktionen ist wichtig, weil es hilft, die Zellen stabil und gesund zu halten, und weil es sicherstellt, dass sie richtig funktionieren. Ein ausgewogenes Redoxgleichgewicht ist für die normale Funktion der mitochondrialen Atmungskette und die ATP-Produktion notwendig.

Glutathion spielt außerdem eine wichtige Rolle bei der Entgiftung von Toxinen innerhalb der Mitochondrien. Es hilft, schädliche Substanzen zu neutralisieren, bevor sie ernsthafte Schäden verursachen können. Und noch mehr: Glutathion kann die Bildung neuer Mitochondrien fördern.

Wie beim Coenzym Q10, so lässt auch die körpereigene Synthese von Glutathion ab dem 40. Lebensjahr immer weiter nach. Daher hat sich Glutathion auch als Anti-Aging-Mittel einen Namen gemacht.

Einnahmeempfehlungen und Dosierung

Die orale Einnahme von reduziertem Glutathion ist problematisch, da es schnell zu oxidiertem Glutathion wird. Normale Präparate zersetzen sich im sauren Magensaft in drei Aminosäuren. Selbst magensaftresistente Formen sind schwer in die Zellen aufzunehmen, da sie nicht membrangängig sind. Sie müssten vorher in Aminosäuren zerlegt und dann in den Zellen wieder zusammengesetzt werden.

Ein anderer Weg ist die Unterstützung der körpereigenen Glutathionbildung: in der Regel ist Cystein der limitierende

Faktor, weshalb die Einnahme von Acetylcystein hier gewählt werden kann: Die Standarddosis beträgt 600 mg Acetylcystein. Alternativ sind Glutathion-Infusionen möglich.

Auswahl klassischer Einsatzgebiete

- Lebererkrankungen
- Schwermetallbelastungen
- Zellschutz
- Anti-Aging

B-Vitamine wirken als Coenzyme

Die B-Vitamine spielen eine entscheidende Rolle im Energiestoffwechsel unseres Körpers, indem sie als Coenzyme agieren – das sind Moleküle, die Enzymen helfen, ihre Arbeit zu verrichten. Von der Umwandlung von Glukose bis hin zur Bildung unserer Energiewährung ATP sind B-Vitamine unverzichtbar. Sie arbeiten an vielen Stellen eng zusammen, so dass es in den meisten Fällen Sinn macht, einen B-Komplex mit allen Vertretern dieser Gruppe einzunehmen.

Die wichtigsten Aufgaben der B-Vitamine

- **Thiamin (Vitamin B1):** Thiamin ist Helfer für mehrere Enzyme im Energiestoffwechsel, insbesondere für die Pyruvat-Dehydrogenase (PDH), die Alpha-Ketoglutarat-Dehydrogenase und die Transketolase. Diese Enzyme sind entscheidend für den Citratzyklus und die Atmungskette in den Mitochondrien. Ein Mangel allein an Thiamin kann somit zu einer erheblich beeinträchtigten Energieproduktion führen.
- **Riboflavin (Vitamin B2):** Riboflavin ist ein Vorläufer von Flavinmononukleotid (FMN) und Flavin-Adenin-Dinukleotid (FAD), zwei Coenzymen, die in vielen Reaktionen in den Mitochondrien essenziell sind. Diese Coenzyme sind unbedingt notwendig für die Funktion der Atmungskette. Riboflavinmangel

kann zu einer gestörten Energieproduktion und zu Symptomen wie Müdigkeit und Muskelschwäche führen.

- **Niacin (Vitamin B3):** Niacin ist ein Vorläufer von Nicotinamid-Adenin-Dinukleotid (NAD+) und Nicotinamid-Adenin-Dinukleotid-Phosphat (NADP+), wichtigen Coenzymen in Redoxreaktionen. NAD+ ist insbesondere für die Atmungskette und damit für die ATP-Produktion in den Mitochondrien unerlässlich.
- **Pantothensäure (Vitamin B5):** Pantothensäure ist ein Bestandteil von Coenzym A, einem Schlüsselmolekül im Energiestoffwechsel, das für den Abbau von Fettsäuren, Kohlenhydraten und Aminosäuren erforderlich ist. Coenzym A ist essenziell für den Transport von Acetyl-CoA in den Citratzyklus und ermöglicht damit überhaupt den Start des Citratzyklus in den Mitochondrien.
- **Pyridoxin (Vitamin B6):** Pyridoxin ist beteiligt an der Synthese von Neurotransmittern und am Aminosäurestoffwechsel. Es spielt auch eine Rolle bei der Modulation von Steroidhormonaktivität und ist wichtig für die Funktion von Enzymen im Glutathion-Stoffwechsel, was für den Schutz der Mitochondrien vor oxidativem Stress relevant ist.
- **Biotin (Vitamin B7):** Biotin ist ein Coenzym für Carboxylasen, die im Fettstoffwechsel und in der Gluconeogenese eine Rolle spielen. Es unterstützt die Funktion von Enzymen, die für die Produktion von Energie aus Fetten und Proteinen essenziell sind.
- **Folsäure (Vitamin B9) und Cobalamin (Vitamin B12):** Beide Vitamine sind wichtig für die DNA-Synthese und -Reparatur sowie für den Homocystein-Stoffwechsel. Sie spielen eine Rolle bei der Produktion von S-Adenosylmethionin (SAM), das für Methylierungsreaktionen benötigt wird, die für die mitochondrialen Funktionen wichtig sind.

Organische Formen von Vitamin B12

Methylcobalamin: Diese Form von Vitamin B12 ist hauptsächlich im Zytosol der Zellen aktiv. Methylcobalamin ist ein Coenzym für das Enzym Methionin-Synthase, das für die Umwandlung von Homocystein in Methionin verantwortlich ist. Diese Reaktion ist wichtig für den Methylierungszyklus, der für die DNA-Synthese und Reparatur sowie für die Produktion von Neurotransmittern und Phospholipiden wesentlich ist.

Adenosylcobalamin: Adenosylcobalamin ist die Form von Vitamin B12, die hauptsächlich in den Mitochondrien vorkommt. Es ist ein Coenzym für die Methylmalonyl-CoA-Mutase, ein Enzym, das eine Schlüsselrolle im Stoffwechsel von Fettsäuren und Aminosäuren spielt. Dieses Enzym ist wichtig für die Umwandlung von Methylmalonyl-CoA zu Succinyl-CoA, einem Schritt im Citratzyklus, der für die Energieproduktion in den Mitochondrien entscheidend ist.

Hydroxycobalamin: Hydroxycobalamin ist eine Form von Vitamin B12, die häufig in pharmazeutischen Präparaten verwendet wird. Im Körper kann es in Methylcobalamin oder Adenosylcobalamin umgewandelt werden.

Einnahmeempfehlungen und Dosierung

Zur Prophylaxe B-Komplex nach Herstellerangaben einnehmen. Individuelle Dosierungen sollten von einem Therapeuten zusammengestellt werden.

Zwar hört man immer wieder, wasserlösliche Vitamine (zu denen auch die B-Vitamine zählen) würden bei Überschuss einfach ausgeschieden und man könne sie daher nicht überdosieren. Das stimmt insbesondere für Vitamin B6 nicht. Das häufigste Symptom einer Überdosierung von Vitamin B6 ist eine sensorische Neuropathie. Diese äußert sich in Form von Taubheitsgefühlen, Kribbeln oder Brennen in den Extremitäten (Händen und Füßen). Überdosierungen können, wenn sie über einen längeren Zeitraum gegeben werden, im schlimmsten Fall zu irreversiblen Nervenschädigungen führen.

Die EFSA hat das Upper Intake Level (siehe S. 40) im März 2023 von 25 mg auf 12,5 mg pro Tag herabgesetzt. Ohne therapeutische Begleitung sollte dieser Wert nicht überschritten werden. Auch ist es sinnvoll, vor höheren Gaben das bioaktive B6 im Blut zu messen, um gezielt dosieren zu können.

> Bei Vitamin B6 kann es bei zu hoher Dosierung zu Nervenschädigungen kommen.

Auswahl klassischer Einsatzgebiete

- Chronische Erschöpfung (Fatigue) und Müdigkeit
- Depressionen
- Krebserkrankungen
- Erhöhte Homocysteinspiegel
- Polyneuropathie
- Multiple Sklerose

Zink repariert die DNA

Störungen des Zinkstoffwechsels beeinträchtigen die Funktion der Mitochondrien und können zu DNA-Schäden führen. Aber nicht nur dort hat Zink seine Finger im Spiel. Die menschliche DNA trägt Codes für etwa 3000 zinkabhängige Proteine, darunter ca. 1000 Enzyme. Das Spurenelement hat also weit gestreut Einfluss auf unsere Gesundheit und in zahlreichen biochemischen Prozessen, etwa auf:

- die DNA-Synthese und -Reparatur
- das Zellwachstum
- die Proteinsynthese
- die Wundheilung
- die Struktur und Funktion vieler Proteine und Transkriptionsfaktoren

> Störungen im Zinkstoffwechsel können die Funktion der Mitochondrien beeinträchtigen und zu DNA-Schäden führen.

Unser Immunsystem reagiert empfindlich auf einen Zinkmangel und zeigt dies zum Beispiel mit einer Lymphopenie (Mangel an Lymphozyten). Ohne Zink steigt auch das Risiko für die Entwicklung bösartiger Neoplasien, neurologische und neuropsychiatrische Störungen, Depressionen, Herz-Kreislauf-Erkrankungen, Alterung und Diabetes Typ 2. Die Insulin-produzierenden Betazellen in der Bauchspeicheldrüse enthalten eine bemerkenswerte Menge an Zink. Auch Mutationen im Zinktransporter (ZnT8) wurden mit Typ-2-Diabetes in Verbindung gebracht.

Dichter Darm dank Zink

Zink hilft, den Darm gesund und die Darmbarriere dicht zu halten.

Bei Darmerkrankungen hilft Zink, die sogenannten Tight Junctions („enge Verbindungen“) und die Darmbarriere wiederherzustellen und aufrechtzuerhalten. Diese „engen Verbindungen“ sind wie dichte Verschlüsse zwischen den Zellen in der Darmwand, die verhindern, dass schädliche Stoffe in den Rest des Körpers gelangen. Zink hilft also, den Darm gesund und dicht zu halten.

Einnahmeempfehlungen und Dosierung

Standarddosierung sind 15 mg täglich, einzunehmen ca. 30 Minuten vor dem Essen. Auf nüchternen Magen macht Zink relativ häufig Beschwerden wie Bauchschmerzen und Übelkeit.

Ich setze gerne Zink-Picolinat ein, aber auch andere organische Verbindungen oder ein Komplex kann gewählt werden. Bei längerfristigen Dosierungen mit 50 mg Zink oder mehr kann sich ein Kupfermangel einstellen. Kurzfristig bei zum Beispiel akuten Infekten können solche Dosierungen sinnvoll sein.

Auswahl klassischer Einsatzgebiete

- Akute und chronische Infekte
- Allergien
- Akne
- Diabetes mellitus

- Neurodermitis, Psoriasis
- Resorptionsstörungen
- Chronisch entzündliche Darmerkrankungen

Selen für das Immunsystem

Insgesamt kann Selen unter den Mineralstoffen und Spurenelementen als das wirksamste Antioxidans angesehen werden, weshalb es gerade für die Mitochondriengesundheit so bedeutend ist. Selen unterstützt außerdem unser Immunsystem, indem es zum Beispiel die Aktivität der Natürlichen Killerzellen erhöht und die Fresszellen (Phagozyten) unterstützt. Es verbessert durch gesteigerte Antikörperproduktion auch die Wirkung von Impfungen. Zahlreiche große Studien belegen, dass ein guter Selenstatus das Krebsrisiko senkt und hohe Selengaben die Entwicklung von Tumoren hemmen können.

Positive Effekte sind auch bei Schilddrüsenerkrankungen beschrieben. Hier sichert Selen über bestimmte Enzyme (Deiodasen) eine effiziente Umwandlung des Schilddrüsenhormons fT4 in die aktivere Form fT3. Bei der Hashimoto-Thyreoiditis kann Selen in einigen Fällen die TPO-Antikörper senken. Und auch unser Darm profitiert von Selen: Das Spurenelement fördert die Diversität des Mikrobioms.

> Auch unser Darm profitiert von Selen: Das Spurenelement fördert die Diversität des Mikrobioms.

Für Männer ist Selen wichtig, da es für die Spermienbildung benötigt wird. Das ist insbesondere bei Kinderwunsch zu beachten.

Wichtige Enzyme brauchen Selen

Einige der wichtigsten antioxidativen Enzyme im Körper sind selenabhängig. Sie enthalten Selen als Zentralatom:

- Glutathionperoxidasen
- Thioredoxin-Reduktase
- Selenoprotein P
- Deiodasen

Die ersten drei regulieren die Wirkung von Insulin, weshalb ein guter Selenstatus für Diabetiker wichtig ist. Die Glutathionperoxidasen schützen vor oxidativem Stress, indem sie schädliches Wasserstoffperoxid reduzieren. Das tun sie überall im Körper: Sie befinden sich in den roten Blutkörperchen (Erythrozyten), der Leber, im Plasma, in der Zellmembran, im Verdauungstrakt und in der Schilddrüse. Sie arbeiten dort auf das jeweilige Gewebe spezialisiert.

Deutschland ist Selenmangelgebiet

Wie ein Großteil Europas ist Deutschland Selenmangelgebiet. Die Versorgung ist bei uns flächendeckend schlecht. Dennoch teilte das Bundesamt für Verbraucherschutz und Lebensmittelsicherheit zuletzt 2021 mit, dass ein Selenmangel in Deutschland selten sei und ein durchschnittlicher Serumspiegel von 82 µg/l im mittleren bis unteren Referenzbereich (74 bis 139 µg/l) liege. Dabei arbeiten selenabhängige Enzyme wie zum Beispiel das Selenoprotein P erst ab einem Serumspiegel von 130 µg/l ideal. Besser ist die Bestimmung im Vollblut. Ich strebe hier Werte von 150 bis 160 µg/l an. In Finnland werden übrigens seit den 1980er Jahren selenhaltige Düngemittel ausgebracht, um diesem Problem zu begegnen.

Natriumselenit statt organischer Verbindungen

Ich setze ausschließlich anorganisches Natriumselenit und keine organischen Verbindungen wie Selenomethionin oder Selenhefe ein, da diese nicht gewährleisten können, dass das Selen zügig in die benötigte Enzymbildung fließt. Natriumselenit wird außerdem nicht unkontrolliert im Körper angereichert, wie es bei organischen Verbindungen geschehen kann.

Einnahmeempfehlungen und Dosierung

Die Standarddosis liegt etwa bei 200 bis 250 µg Natriumselenit täglich. Höhere Dosierungen sollten therapeutisch begleitet werden.

Vitamin C kann die Aufnahme von Natriumselenit hemmen, weshalb hier ein Einnahmeabstand von zwei Stunden eingehalten werden sollte.

Auswahl klassischer Einsatzgebiete

- Krebs
- Chronische Erschöpfung
- Fibromyalgie
- Hashimoto-Thyreoiditis
- Morbus Basedow
- akute Infekte
- chronisch entzündliche Darmerkrankungen

2 SCHLAF- UND CHRONOTHERAPIE

Zu wenig Schlaf wirkt sich direkt auf die Mitochondrien aus.

Der Schlaf-Wach-Rhythmus ist eng mit der Aktivität der Mitochondrien verbunden. Zu wenig Schlaf und ständige Schlafunterbrechungen wirken sich direkt auf die Kraftwerke der Zellen aus. Während des Schlafs sinkt der Energiebedarf der Zellen: Der Körper geht in einen Ruhezustand und führt keine energieintensiven Aktivitäten mehr aus. In dieser Zeit können die Mitochondrien Energie sparen und sich regenerieren, was für eine effektive Energieproduktion und Zellfunktion entscheidend ist.

Wichtig zu wissen

Schlafstörungen beeinträchtigen die Mitochondrienfunktion: Denn der Körper wird gezwungen, während des Schlafs aktiv zu bleiben oder ist tagsüber übermäßig schläfrig, was zu einer erhöhten Belastung der Energiekraftwerke führt und die Regenerationsprozesse stört. Das wiederum kann zu verschiedenen gesundheitlichen Problemen führen, etwa Erschöpfung, Entzündungen, Insulinresistenz und vielen anderen Erkrankungen. Es entsteht ein Teufelskreis – in der Medizin auch Circulus vitiosus genannt.

Daher ist ein ausgewogener Schlaf, der in Einklang mit den natürlichen Rhythmen des Körpers steht, so wichtig für die Aufrechterhaltung einer optimalen Mitochondrienfunktion und allgemein für die Gesundheit.

Verschiedene Schlafphasen und ihre Wirkung

Der menschliche Schlafzyklus besteht aus mehreren Stadien, die sich in REM- (Rapid Eye Movement) und Non-REM-Schlaf unterteilen. Diese beiden Stadien haben Einfluss darauf, worauf sich die Mitochondrien gerade konzentrieren.

- Im **Non-REM-Schlaf** kommen wir in den tieferen Schlafphasen zur Ruhe. Der Stoffwechsel im Gehirn verlangsamt sich und der Körper benötigt weniger Energie. Diese Verringerung des Energiebedarfs gibt den Mitochondrien die Chance, in einen Erholungsmodus zu wechseln, in dem sie sich von eventuellen Schäden erholen und ihre Funktionsweise verbessern können. Hier finden wichtige Reparaturprozesse statt.
- Im **REM-Schlaf,** einer Phase, die mit lebhaften Träumen assoziiert wird, steigt die Gehirnaktivität wieder an. Während dieser Zeit kann der Bedarf an mitochondrialer Energieproduktion zunehmen.

Schlafqualität und mitochondriale Regeneration

Kommt es in der Tiefe des Non-REM-Schlafs immer wieder zu Störungen, beeinträchtigt das die Selbstreparatur der Mitochondrien. Es kommt zu einer Anhäufung von oxidativen Stoffen, die nicht nur Mitochondrien, sondern auch Zellmembranen und DNA schädigen können (siehe auch S. 22). Eine weitere Folge ist eine verringerte Energieeffizienz.

> Eine der wichtigsten Auswirkungen von zu wenig Schlaf ist die Zunahme von oxidativem Stress im Körper.

Was der Körper benötigt, nennt man Schlafkonsistenz: Das bezeichnet die regelmäßige Erfahrung aller Schlafphasen in einem konsistenten Muster – also die richtigen Phasen in der richtigen Reihenfolge zur richtigen Zeit in der richtigen Länge.

Schlafmangel und oxidativer Stress

Eine der wichtigsten Auswirkungen von zu wenig Schlaf ist also die Zunahme von oxidativem Stress im Körper. Schlafmangel erhöht die Produktion von reaktiven Sauerstoffspezies (ROS) und reduziert gleichzeitig die Effizienz der antioxidativen Abwehr. Das somit gestörte Gleichgewicht führt zu Schäden an Zellstrukturen, einschließlich der Mitochondrien selbst.

Wenn Sie dauerhaft nicht auf eine annährend gesunde Anzahl Stunden an Schlaf kommen oder regelmäßig die ganze Nacht über alle ein bis zwei Stunden wach werden, kann das mit der Zeit zu weiteren Gesundheitsproblemen führen. Neben Erschöpfung und verminderter kognitiver Leistungsfähigkeit können sich ernste Herz-Kreislauf-Erkrankungen und metabolische Störungen entwickeln.

Nach aktuellem Stand sind für Erwachsene mindestens sieben Stunden Schlaf nötig, um keine gesundheitlichen Einschränkungen zu entwickeln.

Kurzschläfer haben eine höhere Sterblichkeitsrate als Menschen, die einen gesunden Schlaf mit einer Dauer von etwa acht Stunden haben. Nach aktuellem Stand sind für Erwachsene mindestens sieben Stunden Schlaf nötig, um keine gesundheitlichen Einschränkungen durch Schlafmangel zu entwickeln. Bei dauerhaft weniger als sechs Stunden Schlaf treten vermehrt Depressionen, Gewichtszunahme, eingeschränkte Gedächtnisfunktion und negative Auswirkungen auf das Immunsystem auf.

Zu langes Schlafen ist allerdings auch nicht gesund. Diese sogenannte Hypersomnie kann zum Beispiel bei Depressionen auftreten. Bei Depressionen kann sich dann ein kurzfristiger bewusster Schlafentzug positiv auswirken.

Der Schlaf sollte immer als Teil unseres kompletten Tagesrhythmus betrachtet werden. Man kann Schlaf nicht in mehrere kleine Einheiten zerstückeln, man kann sich nicht einfach an kürzere Schlafzeiten gewöhnen und man kann wiederholten Schlafmangel auch nicht nachholen. Wir brauchen eine bestimmte Anzahl Stunden (mindestens sieben). Und zwar am Stück und zur richtigen Zeit.

Deshalb ist auch Schichtarbeit so ungesund. Niemand hat so einen unregelmäßigen, flexiblen Biorhythmus und der Körper kann sich an solche Zustände auch nicht gewöhnen. Man kann sich dazu disziplinieren, so zu leben. Gesund ist das nicht. Wir müssen unsere Chronobiologie berücksichtigen.

Chronobiologie: Die innere Uhr beeinflusst auch Mitochondrien

Die Chronobiologie ist eine Wissenschaft, die sich mit den rhythmischen und periodischen Phänomenen befasst. Sie untersucht die biologischen Prozesse, die auf zirkadianen, ultradianen und infradianen Rhythmen basieren, sowie die Auswirkungen von externen Faktoren wie Licht, Temperatur und Nahrung auf diese Rhythmen.

- Der **zirkadiane Rhythmus** ist der 24-Stunden-Rhythmus, der in vielen biologischen Prozessen wie dem Schlaf-Wach-Zyklus, der Körpertemperatur, dem Hormonspiegel und der metabolischen Aktivität zu finden ist.
- Der **ultradiane Rhythmus** bezieht sich auf Rhythmen, die kürzer als 24 Stunden sind, zum Beispiel Herzschlag und Atmung. Auch der Rhythmus der REM- und Non-REM-Schlafphasen ist ultradian.
- Der **infradiane Rhythmus** bezieht sich auf Rhythmen, die länger als 24 Stunden sind, etwa den Menstruationszyklus.

Für ihre bahnbrechenden Forschungen zur inneren biologischen Uhr erhielten drei US-Wissenschaftler (Jeffrey C. Hall, Michael Rosbash und Michael W. Young) 2017 den Nobelpreis für Physiologie oder Medizin. Ihre Arbeit enthüllte die molekularen Mechanismen, die den zirkadianen Rhythmen zugrunde liegen.

Der zirkadiane Rhythmus, die „innere Uhr", steuert nicht nur den Schlaf-Wach-Zyklus, sondern beeinflusst auch maßgeblich die Energieproduktion und den Stoffwechsel in den Zellen. Im Schlaf muss repariert und regeneriert werden. Während des Tages, wenn der Körper aktiver ist, sind die Mitochondrien stärker gefordert, um Energie zu liefern.

> Der zirkadiane Rhythmus steuert den Schlaf-Wach-Zyklus und beeinflusst maßgeblich die Energieproduktion und den Stoffwechsel in den Zellen.

Störungen des Rhythmus durch Schichtarbeit, Jetlag oder schlechte Schlafgewohnheiten führen über die reduzierte Energieeffizienz und erhöhten oxidativen Stress zu gesundheitlichen Problernen. Immer wieder haben Studien in den vergangenen Jahren belegt, dass Nachtarbeit mit einem erhöhten Risiko für Stoffwechselerkrankungen einhergeht oder dass übergewichtige Menschen veränderte biologische Rhythmen aufweisen. Die Gewichtsproblematik wird häufig durch die in unserer Gesellschaft typischen unregelmäßigen Ernährungsmuster verstärkt. Was und wann wir essen, hat Einfluss auf unsere innere Uhr – beziehungsweise auf unseren Uhren, denn genau genommen haben wir mehrere davon.

Die zentrale und die peripheren Uhren in unserem Körper

Zentrale Uhr: Sie befindet sich im Gehirn, genauer gesagt in einem ganz bestimmten Bereich des Hypothalamus. Hier befindet sich eine Ansammlung von Nervenzellen, die man als suprachiasmatischen Nukleus (SCN) bezeichnet. Diese zentrale Uhr wird hauptsächlich durch Lichtsignale, die durch die Augen wahrgenommen werden, synchronisiert. Sie spielt eine entscheidende Rolle bei der Regulierung des Schlaf-Wach-Zyklus, für Hormonausschüttungen und für andere grundlegende Körperfunktionen.

Periphere Uhren: Sie befinden sich in verschiedenen Geweben und Organen des Körpers, wie der Leber, dem Herzen, den Muskeln und dem Verdauungstrakt. Periphere Uhren werden von der zentralen Uhr durch verschiedene Signale, darunter hormonelle und nervöse Signale, gesteuert. Sie können aber auch durch andere Faktoren wie Nahrungsaufnahme, körperliche Aktivität und Temperatur beeinflusst werden. Sie helfen bei der Feinabstimmung lokaler Funktionen entsprechend dem zirkadianen Rhythmus.

Zusammen sorgen die zentrale und die peripheren Uhren dafür, dass unser Körper im Takt bleibt und effizient auf die täglichen Veränderungen in unserer Umgebung und unseren Aktivitäten reagieren kann.

Zusammen sorgen die zentrale und die peripheren Uhren dafür, dass unser Körper im Takt bleibt.

Der Einfluss der Mahlzeiten auf die inneren Uhren

Die Zeit der Nahrungsaufnahme und die Zusammensetzung der Mahlzeiten könnten laut einer Studie aus dem Jahr 2018 sowohl die zentrale als auch die peripheren Uhren beeinflussen und daher ein interessanter Ansatz sein, um die mitochondriale Funktion zu beeinflussen und die Uhr- und Stoffwechselprozesse zu normalisieren. In Experimenten mit Mäusen zeigte eine Studie 2015, dass durch zeitlich eingeschränkte Fütterung Stoffwechselerkrankungen verhindert werden können.

Nicht nur was, sondern auch wann wir essen, hat Einfluss auf unsere Mitochondrien.

Die Forschung zeigt großes Interesse daran, wie Form und Struktur der Mitochondrien sich im Laufe des Tages verändern und wie dies mit unseren Körperuhren und Stoffwechselprozessen zusammenhängt. Diese täglichen Veränderungen könnten wichtige Hinweise darauf geben, wie wir bestimmte Krankheiten besser behandeln können.

Zum Beispiel wird in der Forschung diskutiert, wie die Form der Mitochondrien auf Nährstoffverfügbarkeit reagiert: Es wurde eine längliche Form der Mitochondrien bei Nährstoffmangel und eine fragmentierte Form bei Nährstoffüberschuss beobachtet. Diese morphologischen Änderungen sind mit der zirkadianen Rhythmik verbunden. Störfaktoren wie beispielsweise Schichtarbeit beeinflussen somit auch die Fähigkeit der Mitochondrien, ihre Form zu verändern, was letztlich das Risiko für verschiedene Erkrankungen wie Übergewicht, Diabetes und Entzündungen erhöhen kann.

Gezielte Nährstoffzufuhr beeinflusst Mitochondrien

Mitochondrien und der Energiestoffwechsel sind an der Störung der zirkadianen Uhr und umgekehrt beteiligt. Ein weiterer Einflussfaktor dabei ist die Nährstoffversorgung. Nährstoffe und ihr Zeitpunkt der Aufnahme beeinflussen die zentrale und die peripheren Uhren und damit die Aktivität der Mitochondrien. Das bedeutet, dass wir mit gezielter Nährstoffzufuhr und gesundem Schlaf die Funktion unserer Mitochondrien aktiv selbst verbessern können.

Wir können selbst Einfluss nehmen auf die Dynamik der Mitochondrien, auf Enzyme, die unsere innere Uhr beeinflussen (z. B. sogenannte Sirtuine und AMPK), und auf die Menge an oxidativem Stress, dem unser Organismus tagtäglich entgegentreten muss.

Therapiebausteine

Es gibt viele Möglichkeiten, die Chronobiologie wieder ins Gleichgewicht zu bringen und dauerhaft zu einem gesunden Schlaf zu finden.

Strategien zur Synchronisierung des zirkadianen Rhythmus

- **Lichtexposition:** Das natürliche Tageslicht ist ein wichtiger Zeitgeber für den zirkadianen Rhythmus. Versuchen Sie, morgens helles Licht zu bekommen, und reduzieren Sie die Exposition gegenüber künstlichem Licht, insbesondere blauem Licht, am Abend. Im Winter sind zum Beispiel spezielle Tageslichtlampen für den Schreibtisch eine gute Unterstützung.
- **Regelmäßige Schlafenszeiten:** Versuchen Sie, jeden Tag zur gleichen Zeit ins Bett zu gehen und aufzustehen. Das hilft dem Körper, seinen natürlichen Rhythmus beizubehalten, und unterstützt gleichzeitig die Gesundheit der Mitochondrien. Bei Schlafstörungen ist Regelmäßigkeit ein wichtiger Punkt. Es dauert oftmals einige Wochen, bis der Körper sich auf die neue Einschlafzeit eingestellt hat. In dieser Zeit sollten Sie vor allem Essgewohnheiten als weitere Stellschraube nutzen und sanfte Einschlafhilfen aus der Natur einsetzen.
- **Anpassung des Lebensstils:** Vermeiden Sie schwere Mahlzeiten und intensive körperliche Aktivitäten kurz vor dem Schlafengehen. Trinken Sie ab mittags nichts Koffeinhaltiges mehr und verzichten Sie auf alkoholische Getränke am besten ganz.

Nutzen Sie zusätzlich die in Kapitel „Mind-Body-Medizin" (siehe S. 91) genannten Strategien, um mit einem guten Stressmanagement gesunden Schlaf zu fördern.

Unterstützung für einen besseren Schlaf

Die meisten Patienten, die mit Schlafstörungen in meine Praxis kommen, haben bisher bewusst auf starke Schlafmittel verzichtet. Zu Recht ist die Angst vor Abhängigkeit und Nebenwirkungen groß. Schlaftabletten sind außerdem reine Symptombekämpfung – nach dem Absetzen geht meist wieder alles von vorne los.

Melatonin

Nahrungsergänzungsmittel mit Melatonin schlagen vor allem bei den Menschen gut an, die erhöhte Cortisolspiegel haben. Sie können außerdem insbesondere bei Schichtarbeit die Schlafqualität und -dauer verbessern.

Melatonin sollte – als Schlafhilfe – keine dauerhafte Lösung sein. Am besten geeignet sind Sprays, die niedrig dosiert sind (1 g pro Sprühstoß) und zusätzlich unterstützende Pflanzenstoffe enthalten. Sie lassen sich gut dosieren. Höhere Dosierungen sollten therapeutisch begleitet werden.

Die Wirkung von Melatonin ist nur kurzfristig, da der Körper es innerhalb einer Stunde wieder abbaut, unabhängig davon, ob es selbst produziert oder von außen zugeführt wurde. Somit hilft es vor allem beim Einschlafen. Für zusätzlich besseres Durchschlafen gibt es Präparate, die eine sofort wirksame Form und eine retardierte Form enthalten.

Bestimmte Magnesiumverbindungen sorgen für neuronale Entspannung.

Magnesium

Zur Schlafförderung eignen sich vor allem diese beiden Verbindungen:

Magnesiumtaurat:
Magnesium wirkt relaxierend und verbessert insgesamt die Schlafqualität. Taurin ergänzt diese Wirkung durch eine nervenentspannende Wirkung. Magnesium reguliert außerdem die Produktion von Melatonin und erhöht den Hirnspiegel von GABA (Gamma-Aminobuttersäure). GABA fungiert als Neurotransmitter im Gehirn, indem sie hilft, Signale zwischen den Gehirnzellen zu übermitteln. Sie reduziert außerdem die Aktivität der Neuronen, was das Nervensystem beruhigt. Dies kann helfen, Angstzustände zu verringern und die Entspannung zu fördern, weshalb sie oft mit beruhigenden Effekten in Verbindung gebracht wird.

Magnesiumbisglycinat:
Die Aminosäure Glycin blockiert Neurone, die für Stress verantwortlich sind, und liefert auf diese Weise die nötige mentale Entspannung für die Schlafphase.

Lavendel, Passionsblume und Hopfen

Lavendel wirkt wie ein leichtes Sedativum und hat den Vorteil, dass es sowohl die Einschlafzeit verkürzt als auch die Schlafdauer verlängert. Scheinbar gelingt dies durch eine Erhöhung von GABA. Lavendel hat darüber hinaus antidepressive und das Nervensystem beruhigende Wirkungen.
Passionsblume beeinflusst ebenfalls GABA. Nachgewiesen wurde außerdem, dass der Wirkstoff an die gleichen Rezeptoren binden kann wie Benzodiazepine (starke Schlaf- und Beruhigungsmittel), was die beruhigende Wirkung erklärt. Weitere Stärken der Passionsblume sind ihre positiven Einflüsse auf nervöse Unruhezustände und bei Angstzuständen.

Hopfen besitzt eine eher zentral dämpfende Wirkung und hilft vor allem in der Einschlafphase, indem er die Melatoninrezeptoren anregt.

Melatonin und Cortisol

Cortisol-Tagesprofile zeigen, dass bei gestressten Menschen häufig alles kopfsteht und entweder abends noch zu viel vom Stresshormon Cortisol ausgeschüttet wird (häufig Einschlafprobleme) oder den ganzen Tag über kaum Cortisol da ist (häufig Durchschlafprobleme).

Diese Wirkungen ergeben sich aus der Interaktion zwischen Cortisol und Melatonin. Sie spielen antagonistische Rollen im Schlaf-Wach-Zyklus: Cortisol erreicht normalerweise morgens seinen Höhepunkt, was mit dem Aufwachen korreliert und den Körper in einen Zustand der Wachheit und Aktivität versetzt. Im Gegensatz dazu steigt der Melatoninspiegel abends an, was den Körper auf den Schlaf vorbereitet.

Cortisolhemmung durch Melatonin: Melatonin kann die Sekretion von Corticotropin-Releasing-Hormon (CRH) aus dem Hypothalamus hemmen und somit die Cortisolproduktion reduzieren. CRH ist ein wichtiger Regulator der Hypothalamus-Hypophysen-Nebennierenrinden-Achse.

Einfluss von Licht: Licht, insbesondere blaues Licht, unterdrückt die Melatoninproduktion und kann gleichzeitig die Cortisolproduktion erhöhen. Dies erklärt, warum Lichtexposition am Abend den Schlaf stören kann. Deshalb sollte abends an Handy und Bildschirm der Blaufilter aktiviert werden.

3 DARMTHERAPIE

Chronobiologie und Darmtherapie sind enger miteinander verbunden, als man zunächst vermuten könnte.

Von der Chronobiologie geht es nun zur Darmtherapie. Beide sind enger miteinander verbunden, als man zunächst annehmen mag – hier gibt es ganz konkrete Zusammenhänge. So konkret, dass am Universitätsklinikum Schleswig-Holstein eine wissenschaftliche Arbeitsgruppe eingerichtet wurde, die sich mit dem Forschungsschwerpunkt „Intestinale Chronobiologie“ befasst.

Anscheinend spielt der zirkadiane Rhythmus eine wesentliche Rolle bei der Entstehung von chronisch entzündlichen Darmerkrankungen (CED). Diesen Zusammenhang näher zu untersuchen, haben sich die Forscher zur Aufgabe gemacht. Sie betrachten die Bedeutung von Uhren-Genen, sammeln Patientendaten über Schlafstörungen und suchen dann nach dem Einfluss dieser zirkadianen Störungen auf Entzündungsprozesse bei Erkrankungen wie Morbus Crohn und Colitis ulcerosa. Wenn die Chronobiologie mit den Mitochondrien ebenso in Verbindung steht wie mit dem Darm, dann liegt es nahe, dass auch direkt zwischen Darm und Mitochondrien Zusammenhänge bestehen. Und genau so ist es auch.

Wichtig zu wissen

Alle Abläufe im Darm auf Zellebene sind auf funktionstüchtige Mitochondrien angewiesen.

Chronische Entzündungen der Darmschleimhaut, eine gestörte Darmflora oder ein Leaky-Gut-Syndrom („durchlässiger Darm“) haben Einfluss auf die Mitochondrien. All die Abläufe, die im Darm auf Zellebene gewährleisten, dass die Immunfunktion aufrechterhalten wird, Nährstoffe aufgenommen und Giftstoffe ausgeschieden werden, sind auf funktionstüchtige Mitochondrien angewiesen. Störungen in diesem Bereich können wiederum die

Barrierefunktion des Darms und das Gleichgewicht des Mikrobioms weiter schwächen, wodurch ein Teufelskreis aus Entzündung, bakterieller Dysbiose (Bakterienfehlbesiedlung) und mitochondrialer Dysfunktion entstehen kann.

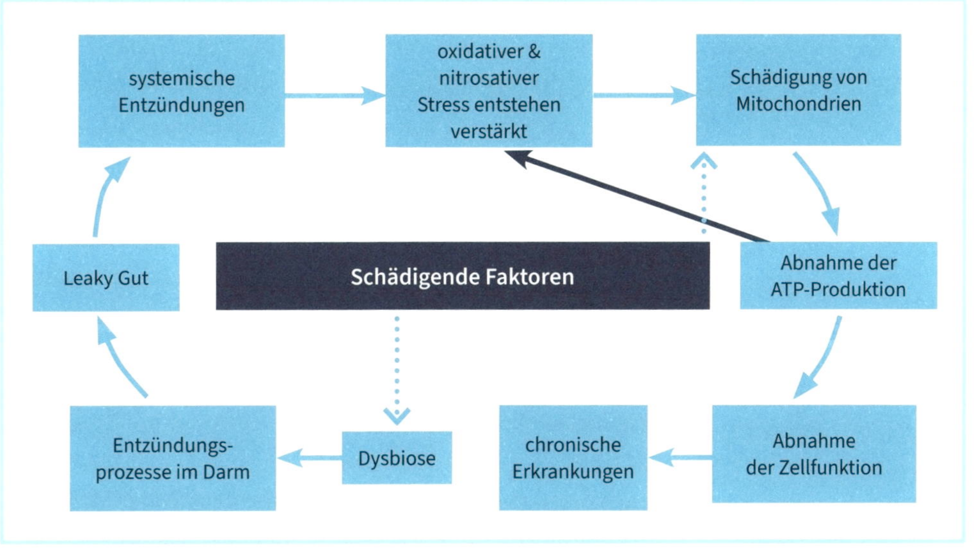

Entzündliche Prozesse im Darm erhöhen den oxidativen Stress, was wiederum die Mitochondrien belastet – die Energiegewinnung nimmt ab.

Einfluss und Anpassungsfähigkeit unserer Darmbakterien

Unsere Darmmikrobiota – diese komplexe Gemeinschaft aller Bakterien im Darm – beeinflusst viele für die Gesundheit wichtige Prozesse. Geschätzt 100 Billionen Bakterien leben in unserem Darm. Sie sind ein unverzichtbarer Teil von uns und nicht nur für die Verdauung bestimmter Nahrungsbestandteile essenziell, sondern sie beeinflussen auch unser Immunsystem, schützen vor pathogenen Bakterien und produzieren für unseren Organismus wichtige Substanzen. Durch die Darm-Hirn-Achse haben sie sogar Einfluss auf unsere Stimmung und unser Verhalten.

Wir leben in einer Symbiose mit ihnen und so, wie sie Einfluss auf uns nehmen, können auch wir Einfluss auf sie nehmen. Und das ziemlich schnell: Eine Studie aus dem Jahr 2019 zeigte, dass sich das Mikrobiom bei plötzlicher Umstellung von fleischhaltiger auf vegane Kost komplett verändert – und zwar innerhalb von nur 72 Stunden. So passt sich ein gut funktionierendes Mikrobiom der neuen Ernährung an, um alle vorhandenen Nährstoffe optimal aufnehmen und verarbeiten zu können. Dennoch gestaltet sich die Wiederansiedlung von Bakterienstämmen im kranken Mikrobiom oft langwierig.

Darmbakterien regulieren Mitochondrien-Neubildung

Unsere Darmbakterien haben über die Regulation verschiedener Schlüsselmoleküle auch einen Einfluss auf die Neubildung von Mitochondrien. Zum Beispiel regulieren sie die beiden Moleküle SIRT1 (Sirtuin 1) und PGC-1α.

- **SIRT1** ist ein Enzym aus der Familie der Sirtuine. Es wirkt in verschiedenen Zelltypen unseres Körpers, etwa im Darm und in den Muskeln. SIRT1 reagiert auf Veränderungen in der Nährstoffverfügbarkeit und auf Stress-Signale, indem es bestimmte Gene an- oder abschaltet, die für die Zellgesundheit und den Energiestoffwechsel wichtig sind. Und es fördert die Bildung neuer Mitochondrien, indem es mit einem weiteren Molekül interagiert und dessen Aktivität erhöht: PGC-1α.
- **PGC-1α** ist das Hauptmolekül für die Regulierung der mitochondrialen Biogenese, also für die Bildung neuer Mitochondrien. Es ist vor allem in den Geweben und Organen besonders stark vertreten, in denen auch viele Mitochondrien vorkommen und ein hoher Energiebedarf besteht, zum Beispiel im Gehirn und im Herzen. Die Aktivierung von PGC-1α geschieht über ganz bestimmte kurzkettige Fettsäuren, die von einigen Darmbakterien gebildet werden.

Kurzkettige Fettsäuren für ein gesundes Mikrobiom

Ein gesundes Mikrobiom zeichnet sich auch dadurch aus, dass es besonders viele kurzkettige Fettsäuren (SCFAs = *short chain fatty acids*) produziert. Diese wichtigen SCFAs entstehen im Darm durch Fermentation von Ballaststoffen. Je gesünder und vielfältiger unser Mikrobiom ist, desto effizienter funktioniert das. Kurzkettige Fettsäuren dienen auch als Energiequelle für Darmzellen, unterstützen die Integrität der Darmschleimhaut, modulieren Immunantworten und Entzündungsprozesse und beeinflussen den Glukose- und Fettstoffwechsel.

Kurzkettige Fettsäuren (SCFAs) entstehen im Darm durch Fermentation.

Eine besonders wichtige dieser SCFAs ist Butyrat. Es wird hauptsächlich von dem Darmbakterium Faecalibacterium prausnitzii gebildet. Butyrat beeinflusst die Funktion der Mitochondrien, indem es die Energiegewinnung in der Atmungskette fördert. Ein Mangel an Butyratbildnern ist häufig bei Morbus Crohn und anderen chronisch entzündlichen Darmerkrankungen zu finden und wird mit Autoimmunerkrankungen und Allergien in Verbindung gebracht.

Dass SCFAs die Integrität (Unversehrtheit) und Barrierefunktion der Darmschleimhaut nicht nur unterstützen, sondern auch neue therapeutische Ansätze ermöglichen, zeigte eine 2023 veröffentlichte Forschungsarbeit der Universität Rostock, zu der das IMD Labor Berlin die SCFA-Messungen beitrug. Im Mausmodell wurden SCFA-bildende Darmbakterien erfolgreich zur ergänzenden Behandlung der Colitis ulcerosa eingesetzt.

Die in diesem speziellen Falle eingesetzten Bakterien Faecalibacterium prausnitzii, Bacteroides faecis und Roseburia intestinalis sind extrem sauerstoffempfindlich, weshalb eine Anwendung als Probiotikum kaum möglich ist. Man kann ihre Ansiedlung und ihr Wachstum aber mit der richtigen Ernährung fördern (siehe S. 86).

Immunstark durch Mitochondrien und Mikrobiom

Das Mikrobiom in unserem Darm beeinflusst unser Immunsystem, indem es die Produktion von entzündungsfördernden und entzündungshemmenden Botenstoffen (Zytokine) reguliert. Gleichzeitig sind Mitochondrien durch die Freisetzung von mitochondrialer DNA und anderer Moleküle an der Aktivierung von Immunzellen beteiligt. Beide Abläufe müssen reibungslos funktionieren, um ein leistungsfähiges Immunsystem zu erhalten. Sinnvoll wäre es daher, wenn Mikrobiom und Mitochondrien miteinander kommunizieren könnten. Und tatsächlich gibt es zunehmend Hinweise darauf, dass Darmbakterien Signale an die Mitochondrien von Schleimhautzellen senden, einschließlich dort vorhandener Immunzellen. Diese Signalisierung kann den mitochondrialen Stoffwechsel verändern, Immunzellen aktivieren, über sogenannte Inflammasome (Wächter des Immunsystems) Entzündungen auslösen und die Funktion der Schleimhautbarriere verändern.

Es gibt Hinweise darauf, dass Darmbakterien Signale an die Mitochondrien senden und so das Immunsystem beeinflusst wird.

Darmbakterien senden auch bei Darmentzündungen und Krebs Signale an Mitochondrien. Eine Studie aus dem Jahr 2020 bestätigt die Bedeutung von Mitochondrien bei der Aufrechterhaltung des intestinalen Gleichgewichts. Ihre Funktion sei wesentlich für die Integrität der Darmbarriere bei Entzündungen und spiele eine zentrale Rolle bei der Tumorentstehung. Das weckt Hoffnungen, dass sich aus der gegenseitigen Beeinflussung von Mikrobiom und Mitochondrien neue Therapiemöglichkeiten ergeben.

Kommunikation ist alles und so gibt es eine ganze Reihe von weiteren Einflüssen, an denen sowohl unsere Mitochondrien als auch das Mikrobiom des Darms beteiligt sind:

- **Kommunikation mittels ROS:** Das Mikrobiom und die Mitochondrien kommunizieren über reaktive Sauerstoffspezies (ROS) miteinander. ROS haben Sie bereits beim oxidativen Stress kennengelernt (siehe S. 22). Diese ROS, die automatisch bei der Energiegewinnung in den Mitochondrien entstehen, sind nicht grundsätzlich schlecht oder schädlich. Es geht um die richtige Balance zwischen oxidativen und antioxidativen Prozessen. Reaktive Sauerstoffspezies sind – in gewisser Menge – sogar sehr wichtig für unseren Organismus, denn sie sind unverzichtbare Signalmoleküle. Sie können verschiedene zelluläre Signalwege beeinflussen und damit Funktionen wie Zellteilung, Entzündungsreaktionen und Apoptose (programmierter Zelltod) steuern. Sie können auch die Aktivität der Mitochondrien in den Zellen beeinflussen, wodurch zelluläre Energieproduktion, Signalgebung und Reaktion auf Stress verändert werden. Darüber hinaus beeinflusst die Höhe des ROS-Spiegels auch die Biodiversität der mikrobiellen Gemeinschaft im Darm.

- **Kommunikation über das Nervensystem:** Das Mikrobiom kommuniziert über das enterische Nervensystem (ENS) mit dem Gehirn. Diese Achse, die als „Darm-Hirn-Achse" bezeichnet wird, ist wichtig für die Regulierung von Stimmung und Verhalten sowie für die Reaktion auf Stress. Die Mitochondrien spielen auch hier eine Schlüsselrolle und ermöglichen diese Kommunikation.

Therapiebausteine

Darm und Mikrobiom sind für unsere Gesundheit von ebenso zentraler Bedeutung wie die Mitochondrien selbst. Eine Darmtherapie ist in vielen Situationen sinnvoll, zum Beispiel bei Infektanfälligkeit, entzündlichen Darmerkrankungen, chronischen Verdauungsbeschwerden aufgrund einer mikrobiellen Dysbiose (Bakterienfehlbesiedlung), Übergewicht oder Allergien.

Warum und wann Darmtherapie?

Wenn das Mikrobiom nicht optimal funktioniert, der Darm entzündet ist oder die Darmbarriere Schäden aufweist, klappt auch die Nährstoffaufnahme meist nicht gut. In solchen Fällen ist es wichtig, die Wechselwirkungen zwischen dem Zustand des Darms und dem Nährstoffstatus zu berücksichtigen, da diese Aspekte die Entscheidungen in der Therapie beeinflussen: Ein schlechter Nährstoffstatus beeinträchtigt die Funktion der Darmschleimhaut und umgekehrt behindert ein schlechter Darmzustand die Mikronährstoffaufnahme, was dann wiederum den Darmzustand verschlechtert.

Viele Gründe können dazu führen, dass Nährstoffe nicht optimal aufgenommen werden. Nicht immer liegt es am Darm.

Wo also anfangen? Nährstoffanalyse im Blut? Mikrobiomdiagnostik? Leaky-Gut-Marker checken? Alles auf einmal? Für die meisten Patienten sind diese Laborkosten Selbstzahlerleistungen, daher ist es oft ratsam, die Diagnostik stufenweise aufzubauen.

Eine gute Anamnese ermöglicht eine erste Einschätzung dazu, welche Nährstoffe in welcher Menge zugeführt werden. Eine Mikronährstoffanalyse zeigt, was im Körper ankommt bzw. übrigbleibt. Wenn das, was mit der Nahrung oder Präparaten eingenommen wird, nicht wie erwartet im Blut wiederzufinden ist, dann gibt es viele verschiedene mögliche Ursachen, zum Beispiel:

- Der Darm kann die Nährstoffe aufgrund eines Problems mit der Darmschleimhaut (z. B. Entzündungen) oder des Mikrobioms (z. B. Dysbiose nach Antibiotika-Therapie) nicht aufnehmen.
- Der Darm kann die Nährstoffe nicht aufnehmen, weil Enzyme fehlen, der pH-Wert nicht stimmt oder es an Co-Faktoren mangelt.
- Einnahmefehler bei Präparaten: manches muss zum Essen, manches nüchtern eingenommen werden.
- Manche Nährstoffe behindern sich gegenseitig bei der Aufnahme und müssen zeitversetzt eingenommen werden.
- Der Körper verbraucht mehr, als zugeführt wird.
- Es besteht erhöhter oxidativer Stress, der zu viele Nährstoffe verbraucht.
- Toxische Stoffe (z. B. Schwermetalle) verdrängen Nährstoffe.

Besser mit Therapeuten

Eine Darmtherapie und auch bereits die Diagnostik sollten immer sehr individuell gestaltet werden. Ich empfehle, weder einfach auf Verdacht mit Tests aus dem Internet einen Flora-Status zu machen noch wahllos als Kur irgendwelche Probiotika einzunehmen. Hier macht es Sinn, sich einen Therapeuten zu suchen, der alle möglichen Einflüsse im Blick hat und in der Lage ist, Befunde korrekt zu interpretieren.

Bei vielen Analysen sind allgemeingültige Interpretationen der Messergebnisse beigefügt, doch es muss immer auch die individuelle Krankengeschichte berücksichtigt werden. Stuhlproben sollten außerdem nicht tagelang unter Temperaturschwankungen mit der Post unterwegs sein, sondern genauso wie Blutproben von einem Kurierdienst umgehend ins Labor gebracht werden.

Darmflora zuhause unterstützen

Das heißt nicht, dass Sie nicht sofort und leicht umsetzbar selbst etwas für Ihren Darm tun können. Im Gegenteil, über die Ernährung haben Sie sehr gute Einflussmöglichkeiten und arbeiten an der Wurzel. Was man ebenfalls immer gut machen kann und sollte: Bei unvermeidbaren Antibiotika-Therapien begleitend und im Anschluss speziell dafür zusammengestellte Probiotika von seriösen, spezialisierten Herstellern einnehmen.

Hersteller, deren Produkte ich regelmäßig in meiner Praxis einsetze, finden Sie im Anhang dieses Buches.

Warum ist ein guter Hersteller so wichtig? Nicht alle Darmbakterien, die im Internet zu kaufen sind, kommen so unversehrt im Darm an, dass sie dort auch wirken können. Das hängt mit der Verarbeitung des Produkts zusammen und auch mit der Auswahl der Bakterien an sich.

Probiotische Ernährung integrieren

Probiotische Lebensmittel enthalten lebende Mikroorganismen, die, wenn sie in ausreichenden Mengen konsumiert werden, das mikrobielle Gleichgewicht unseres Verdauungssystems und die Biodi-

Probiotische Lebensmittel enthalten lebende Mikroorganismen, die das mikrobielle Gleichgewicht unseres Verdauungssystems fördern.

versität fördern. Die Aufnahme von probiotischen Lebensmitteln wie Naturjoghurt, Kefir, Sauerkraut und Kimchi unterstützen das Wachstum und die Vielfalt nützlicher Bakterien im Darm, etwa Firmicutes-, Bacteroidetes- oder der bekannten Milchsäurebakterien. Davon profitieren letztlich auch die Immunfunktion, die Aufnahme von Nährstoffen und die Ausscheidung von Giftstoffen. Die Bakterien in probiotischen Lebensmitteln regen außerdem die Bildung kurzkettiger Fettsäuren (SCFAs) wie Butyrat an.

Darmbakterien füttern statt futtern

Gesunde Darmbakterien folgen gesundem Essen: Die beste Möglichkeit, viele gute Darmbakterien in Ihrem Darm anzusiedeln und innerhalb kurzer Zeit effektiv auf das Mikrobiom einzuwirken, bietet die Ernährung. Auch die Darmbakterien müssen essen. Wenn Sie sie verhungern lassen, dann helfen die besten Probiotika nichts. Daher braucht es Präbiotika als Futter für das Mikrobiom.

Zu den Lieblingsspeisen der Darmbakterien gehören Ballaststoffe – von denen die meisten Menschen deutlich zu wenig essen. 30 g am Tag sollten es mindestens sein. Wenn Sie mehr Ballaststoffe in Ihre Ernährung integrieren möchten, erhöhen Sie die Menge langsam, da es sonst zu Verdauungsstörungen, insbesondere Blähungen, kommen kann.

Ballaststoffanteil ausgewählter Lebensmittel (je 100 g)

Flohsamenschalen	74 g
Linsen	17 g
geröstete Erdnüsse	11 g
Haferflocken	10 g
Apfel	2 g
Fleisch, Milch, Eier	0 g

Präbiotika sind Nahrungsbestandteile, die von unserem Körper nicht verdaut werden können und selektiv das Wachstum und die Aktivität einer oder mehrerer Bakterienarten im Darm fördern. Viele pflanzliche Lebensmittel sind reich an präbiotischen Fasern, etwa Zwiebeln, Knoblauch, Lauch, Kohl und Artischocken. Die Fermentation dieser Fasern durch die Darmmikrobiota führt zur Bildung von SCFAs, die nicht nur als Energiequelle für die Darmzellen dienen, sondern auch die Darmschleimhaut unterstützen.

Die sogenannten Butyratbildner unter den Bakterien lieben besonders den Ballaststoff **Inulin** (z. B. in Spargel und Bananen) und **resistente Stärke.** Letztere können Sie ganz einfach selbst herstellen: Kohlenhydratreiche Speisen wie Nudeln, Kartoffeln und Reis wandeln ihre Stärke in resistente Stärke um, wenn man sie erkalten und 12 bis 24 Stunden stehen lässt. Das hat außerdem noch einen erfreulichen Nebeneffekt: es senkt auch etwas die Kalorienzahl.

Flohsamenschalen haben nicht nur viele Ballaststoffe, sie sind auch wegen der Schleimstoffe nützlich für Ihren Darm. Grundsätzlich sind es die pflanzlichen Nahrungsmittel, die Ihrem Darm guttun – je weniger verarbeitet, desto besser. Umgekehrt gilt: Industriell verarbeitetes Essen ist mehr eine Belastung für den Körper als Energie- und Nährstofflieferant.

Hydratation nicht vergessen

Eine ausreichende Flüssigkeitszufuhr ist für die Aufrechterhaltung aller körperlichen Funktionen essenziell, auch für Verdauung und Darmgesundheit. Wasser hilft, den Darminhalt zu bewegen, fördert eine gesunde Darmflora und unterstützt die Ausscheidung von Abfallprodukten.

> Ausreichend trinken ist ein einfacher Weg, die Darmgesundheit und damit auch die Effizienz der mitochondrialen Prozesse zu unterstützen.

Eine adäquate Flüssigkeitsaufnahme erleichtert auch die Absorption von Nährstoffen im Darm und trägt dazu bei, das Risiko von Verstopfungen zu verringern, die Entzündungsreaktionen im

Darm fördern können. Eine gute Hydratation ist daher ein einfacher, aber wirkungsvoller Weg, um die Darmgesundheit und damit auch die Effizienz der mitochondrialen Prozesse zu unterstützen.

Manchen Menschen ist gar nicht bewusst, dass sie zu wenig trinken. Es kann hilfreich sein, die Trinkmenge einfach mal über ein paar Tage zu notieren. Auf zwei bis drei Liter sollten Sie kommen.

Manchmal steckt ein Zinkmangel hinter mangelndem Durstgefühl, manchmal ein gestörtes Verhältnis zwischen Hunger- und Durstgefühl. Letzteres lässt sich korrigieren, indem Sie jedes Mal, wenn sich langsam der Hunger meldet und Sie bald etwas essen möchten, einen Viertelliter Wasser trinken und 20 bis 30 Minuten warten, bevor gegessen wird.

Trinken ist nicht nur Durstgefühl, sondern zum Teil auch Gewohnheit. Daher können Sie sich hier durchaus eine andere Trinkroutine antrainieren. Drei bis sechs Wochen dauert es meist, bis sich die neue Routine etabliert hat.

Vermeidung von Schadstoffen

Schadstoffe in der Nahrung können die Darmgesundheit und die mikrobielle Zusammensetzung negativ beeinflussen. Künstliche Zusatzstoffe, Pestizide und Schwermetalle stören die Integrität der Darmschleimhaut, rufen Entzündungsreaktionen hervor und verschieben die Balance des Mikrobioms.

> Mitochondrien reagieren empfindlich auf den durch Schadstoffe erhöhten oxidativen Stress.

Diese negativen Auswirkungen auf die Darmgesundheit können wiederum die mitochondriale Funktion beeinträchtigen, da die Mitochondrien empfindlich auf die Entzündungsreaktionen und auf den durch die Schadstoffe erhöhten oxidativen Stress reagieren. Verschärft wird diese Lage dadurch, dass Schadstoffe (vor allem toxische Metalle), Mineralstoffe und Spurenelemente verdrängen, die für den antioxidativen Schutz nun dringend gebraucht werden.

Die Minimierung der Aufnahme von Schadstoffen durch die Wahl von Lebensmitteln aus biologischem Anbau, die Vermeidung von übermäßig verarbeiteten Lebensmitteln und die Bevorzugung frischer, unverarbeiteter Nahrungsmittel kann dazu beitragen, die Belastung des Körpers durch toxische Substanzen zu verringern. Ebenso helfen Mikronährstoffe wie beispielsweise Alpha-Liponsäure und Selen, Schadstoffe aus dem Körper herauszuschaffen.

Entspannung und Bewegung

Bewusste Entspannungspausen, wie sie beispielsweise schon durch kurze Yoga- oder Meditationseinheiten erreicht werden, kommen auch der Darmgesundheit zugute. Sie stimulieren den Vagusnerv, der eine direkte Verbindung zum Darm hat und wichtige Funktionen wie Entzündungsreaktionen, Stimmung und Hungergefühle reguliert. Dieser vagale sensorische Weg spielt eine unverzichtbare Rolle bei der Verbindung des Darms mit dem Gehirn, unserer Darm-Hirn-Achse.

Bewusste Entspannungspausen stimulieren den Vagusnerv, der eine direkte Verbindung zum Darm hat.

Übungen und Anleitungen zu Yoga und Co. finden Sie zuhauf und kostenlos im Internet. Mit einfachen Übungen können Sie direkt zuhause starten. Es geht nicht darum, der perfekte Yogi zu werden und jede Bewegung von Anfang an richtig auszuführen. Es geht ums Loslegen und ums Entspannen.

Mit diesen Ansätzen kann tatsächlich viel erreicht werden, einfach über den Stressabbau. Denn psychischer Stress löst im Körper eine Kampf-oder-Flucht-Reaktion aus (fight or flight), die die Produktion von Stresshormonen (Cortisol, Adrenalin, Noradrenalin) in verschiedenen Teilen des Körpers anregt – und zwar auch im Darm. Das erschwert dann beispielsweise die Produktion kurzkettiger Fettsäuren, die entzündungshemmende und antitumorale Effekte haben.

Stress beeinflusst über den Signalweg des Vagusnervs auch die Zusammensetzung der Mikrobiota im Darm, was wiederum weitreichende Auswirkungen hat:

- **Regulation von Neurotransmittern:** Das veränderte Mikrobiom (die Dysbiose) beeinflusst, wie Neurotransmitter (chemische Botenstoffe im Gehirn) reguliert werden. Das kann sich zum Beispiel auch an Veränderungen in Stimmung und Verhalten äußern – hier findet sich der Zusammenhang zwischen Depressionen und Mikrobiom, der noch erforscht wird.
- **Darmbarrierefunktion:** Eine Veränderung in der Darmmikroben-Population kann auch die Funktion der Darmbarriere beeinträchtigen, die eine wichtige Rolle beim Schutz des Körpers vor schädlichen Substanzen spielt.

4 MIND-BODY-MEDIZIN

Wenn wir unter chronischer Erschöpfung oder chronischen Erkrankungen leiden, leidet auch die Psyche mit. Ist der Körper erschöpft, werden wir müde – eine erschöpfte Psyche zeigt sich in Antriebslosigkeit. Auch Gefühle der Überforderung und depressive Gedankenkarussells stellen sich häufig ein. Wenn der Körper nicht mehr leistet, was wir von ihm erwarten, kann das sehr frustrierend sein. Und häufig machen wir uns selbst dafür verantwortlich.

Rafft man sich dann endlich mal auf, wieder etwas zu tun, das einem früher Kraft gegeben hat, scheint das einfach nicht mehr zu funktionieren. Auch körperlich nicht. Diese Diskrepanz zwischen dem, was man tun möchte, und dem, was der Körper zulässt, kann zu Traurigkeit und Enttäuschung führen.

Es ist wichtig zu erkennen, dass solche Gefühle eine natürliche Reaktion auf die gesundheitliche Lage sind. Weder die Erschöpfung noch die Antriebslosigkeit, die Müdigkeit, die dunklen Gedanken oder das Gefühl der Überforderung ist Teil Ihrer Persönlichkeit oder eine Art Charaktereigenschaft. Unsere Stimmungslage ist eng verbunden mit Stoffwechselprozessen und Hormonen.

Wie groß und plötzlich der Einfluss der Hormone sein kann, kennen viele Frauen von der Periode. Die Gereiztheit und das Nah-am-Wasser-gebaut-Sein verschwinden nach ein paar Tagen wieder. Sind Hormone bei chronischen Erkrankungen dauerhaft aus der Balance geraten, kann man hingegen leicht glauben, man habe sich einfach verändert.

Unsere Stimmungslage ist eng verbunden mit Stoffwechselprozessen und Hormonen.

Wichtig zu wissen

Erschöpfung, chronische Erkrankungen, Stress und Depressionen stehen in engem Zusammenhang. Körperliche und psychische Symptome bedingen sich gegenseitig. Auch aus rein psychischen Belastungen können ernsthafte körperliche Erkrankungen werden. Die lateinische Redewendung *Mens sana in corpore sano* („Ein gesunder Geist in einem gesunden Körper") ist keine Phrase, sondern wissenschaftlich untermauert.

Die Psychoneuroimmunologie befasst sich genau mit diesen Wechselwirkungen. Denn unsere psychische Gesundheit hat auch einen Einfluss auf unser Immunsystem und umgekehrt. Es gibt nachweislich einen Zusammenhang zwischen beispielsweise Depression und Infektanfälligkeit. Das eröffnet neue therapeutische Ansätze, denn nun kann von zwei Seiten angegriffen werden: körperlich und psychisch.

Was ist Psychoneuroimmunologie?

Die Psychoneuroimmunologie ist ein interdisziplinäres Forschungsfeld, das sich mit den Wechselwirkungen zwischen psychischen Prozessen, dem Nervensystem und dem Immunsystem beschäftigt. Sie untersucht, wie Stress und emotionale Zustände die körperliche Gesundheit beeinflussen können, insbesondere die Funktion des Immunsystems.

Dieses Fachgebiet zeigt auf, dass psychische Faktoren wie Stress, Angst oder Depressionen eine wichtige Rolle bei der Entwicklung und dem Verlauf von körperlichen Erkrankungen spielen können. Die Psychoneuroimmunologie erforscht auch, wie das Immunsystem und das Nervensystem miteinander kommunizieren und wie diese Interaktionen therapeutisch genutzt werden können.

Die Erkenntnisse der Psychoneuroimmunologie lassen sich kombinieren mit den Therapieansätze aus der Mind-Body-Medizin, um Einfluss nicht nur allgemein auf das Immunsystem, sondern insbesondere auch auf die Mitochondrien zu nehmen. Diese Ansätze sind besonders relevant für Menschen mit sekundären Mitochondriopathien, die auch psychische Symptome wie Stress, Angst und Depressionen erleben. Und auch wer auf traditionelle Behandlungen nur unzureichend anspricht, kann hier häufig besonders profitieren.

Die Rolle der Mitochondrien im Immunsystem

Neuere Forschungen zeigen, dass unsere Mitochondrien mehr können als Energie bereitzustellen. Sie sind auch in der Lage, wichtige Signale im Immunsystem zu übermitteln. Eine Arbeitsgruppe der Ruhr-Universität Bochum zeigte 2022, dass Mitochondrien einen Signalweg regulieren, der zur Ausschaltung von Krankheitserregern führt, bei zu langer Aktivierung durch chronische Entzündungen aber auch Schaden anrichten kann.

Bekannt ist auch, dass beschädigte Mitochondrien Teile ihrer DNA freisetzen können, was als Alarmzeichen für das Immunsystem wirkt und Entzündungen auslösen kann. Eine gestörte Funktion der Mitochondrien kann über eine Überreaktion des Immunsystems aber nicht nur zu Entzündungen führen, sondern auch Autoimmunerkrankungen verursachen.

2023 zeigte ein Team des Instituts für Systemimmunologie der Julius-Maximilians-Universität Würzburg, dass eine Störung der Mitochondrien maßgeblich den bei Krebspatienten und chronischer Erschöpfung zu verzeichnenden Funktionsverlust von T-Zellen beeinflusst.

Stress und Depressionen beeinflussen die Mitochondrien

Mitochondriale Energiestoffwechselstörungen könnten an der Entstehung von Depressionen beteiligt sein.

Seit vielen Jahren weisen Studien darauf hin, dass mitochondriale Energiestoffwechselstörungen an der Entstehung von Depressionen beteiligt sind. So hat man in einer Studie von Gardner et al. aus dem Jahr 2008 Muskelgewebe von depressiven Patienten untersucht. Die Forscher beobachteten dabei einen starken Zusammenhang zwischen niedrigen ATP-Werten und erheblichen körperlichen Symptomen. Der gleiche Zusammenhang wurde in anderen Studien bei Tieren festgestellt, die chronischem Stress ausgesetzt waren.

Neben den typischen klinischen Anzeichen einer Depression, wie dem Verlust von Freude und kognitiven Beeinträchtigungen, gibt es fast immer auch ausgeprägte somatische Symptome wie Müdigkeit, Schlaflosigkeit und Appetitverlust. Wenn diese Symptome durch eine Beteiligung der Mitochondrien entstehen, dann können sie auch auf mitochondrialer Ebene behandelt werden. Also nicht nur auf der psychischen Seite mit Psychotherapie, Entspannungsstrategien etc., sondern auch körperlich: mit Mikronährstoff-, Darm-, oder Phytotherapie und natürlich auch mit Sport.

Stress ist ein weiterer Faktor, der sowohl die Mitochondrien als auch die psychische Gesundheit beeinflussen kann. In stressigen Zeiten erscheint alles noch anstrengender: Der Körper reagiert auf Stress, indem er Energie mobilisiert, aber bei einer Mitochondriopathie kann das zu einer zusätzlichen Belastung führen. Es ist daher wichtig, Stressmanagement-Techniken zu erlernen und anzuwenden. Mit diesen Strategien befasst sich die Mind-Body-Medizin.

Was ist Mind-Body-Medizin?

Die Mind-Body-Medizin basiert auf dem Prinzip, dass Psyche und Körper untrennbar miteinander verbunden sind und sich gegenseitig beeinflussen. Sie ist aus der Ordnungstherapie entstanden und bildet eine Art moderne Stressmedizin. ▸▸

Die Strategien zielen ab auf Selbstfürsorge und die Aktivierung von Selbstheilungskräften. Zu den angewandten Methoden zählen achtsamkeitsbasierte Techniken, Entspannungstherapien, Körperarbeit (Yoga, Tai Chi, Qigong), Kognitive Verhaltenstherapie und Biofeedback (Erlernen der Kontrolle über bestimmte Körperfunktionen).

Begründer der Mind-Body-Medizin ist der Kardiologe Dr. Herbert Benson. Er war Direktor des Benson-Henry Institute for Mind Body Medicine der Harvard Medical School in Boston. Er entdeckte die Relaxation Response (RR), bei der mit Hilfe von Entspannung eine physiologische Antwortreaktion des Körpers erreicht wird. Solche Antwortreaktionen sind Blutdrucksenkung und eine Reduzierung der Herz- und Atemfrequenz. Aber auch sinkende Cortisolwerte und sogar eine Veränderung von Genaktivitäten können durch Entspannung ausgelöst werden.

Therapiebausteine

Wer Stressoren beseitigen möchte, muss sie zunächst einmal erkennen. Nicht immer ist uns klar, was uns stresst. Bei Einzelereignissen ist es leichter zu erkennen, aber chronischer Alltagsstress kommt subtiler daher. An vieles haben wir uns längst gewöhnt, scheinbar.

Dauerhaft bestehende Stressoren werden oft nicht mehr richtig erkannt oder fehlinterpretiert.

Stressoren erkennen

Häufig treten Diskrepanzen auf zwischen der subjektiven Wahrnehmung von Belastungen und ihrer objektiven Einwirkung auf uns. Das ist besonders dann der Fall, wenn wir durch Gewöhnung an bestimmte Stressfaktoren eine Desensibilisierung erfahren. Es entstehen internalisierte Erwartungen.

„Internalisiert“ beschreibt hier den Prozess, bei dem externe Normen, Werte, Erwartungen oder Verhaltensweisen in das eigene Selbstverständnis oder die eigene Persönlichkeit übernommen werden. Es beschreibt, wie etwas, das ursprünglich von außen kommt – wie die Werte einer Kultur, die Erwartungen einer sozialen Gruppe oder die Ansichten anderer Menschen – zu einem Teil der eigenen inneren Überzeugungen und Verhaltensweisen wird. Wenn etwas internalisiert wird, wird es so tief in das Selbstbild einer Person integriert, dass es als eigene Idee oder Gefühl wahrgenommen wird, selbst wenn es ursprünglich von außen kam.

Diese internalisierte Erwartung, bestimmte Belastungen als normal oder gar notwendig zu ertragen, mündet in einer verzerrten Selbstwahrnehmung. Das kann dazu führen, dass Stressoren nicht mehr als solche erkannt, sondern als Indikatoren der eigenen Unzulänglichkeit missinterpretiert werden. Diese Fehlwahrnehmung erschwert eine adäquate Stressbewältigung und kann Therapien regelrecht ausbremsen.

Deshalb ist es wichtig, seine Stressoren zu erkennen und eventuell sogar professionelle Unterstützung dabei zu suchen. Außenstehende sehen manchmal viel schneller, was für uns selbst durch Scheuklappen verborgen bleibt.

Erstellen Sie ein Stress-Inventar

Das Stress-Inventar macht sichtbar, wo Ressourcen überlastet sind und Konflikte bestehen.

Ein Stress-Inventar ist eine umfassende Bewertung aller Aspekte Ihres Lebens, die potenzielle Stressquellen sein könnten. Bewerten Sie Ihre persönlichen und beruflichen Verpflichtungen, Ihre sozialen Beziehungen, Ihre finanzielle Situation, Ihre Gesundheit und andere Lebensbereiche.

Durchführung: Als Liste oder Tabelle können Sie Ihre Aktivitäten, Verpflichtungen und Interaktionen strukturiert darstellen – zusammen mit einer Bewertung Ihrer emotionalen Auswirkungen. Das kann beinhalten, wie viel Zeit und Energie jeder Punkt im Alltag beansprucht und wie jede Aktivität das Wohlbefinden beeinflusst. Welche Menschen sind regelmäßiger Teil Ihres Lebens und wie gestalten sich diese Beziehungen? Sind es selbstgewählte Beziehungen oder mehr Zweck- oder gar Zwangsgemeinschaften?

Vorteile: Das Stress-Inventar liefert ein vollständiges Bild Ihrer individuellen Situation und kann aufzeigen, wo Ressourcen möglicherweise überlastet sind oder wo Konflikte bestehen. Diese Verschriftlichung macht Stressoren wortwörtlich sichtbar und hilft, Prioritäten zu setzen, unnötige Stressquellen zu eliminieren und Ressourcen besser zu verteilen. Ziel ist aber zunächst einmal, Stressoren auf eine bewusste und systematische Weise zu identifizieren. Diese Methode erfordert jedoch auch eine gewisse Offenheit für Selbstreflexion.
Mit Unterstützung: Die Fähigkeit zur Selbstreflexion wird uns nicht in die Wiege gelegt. Aber man kann sie lernen, mit oder ohne fremde Unterstützung. Bevor man zu viel Zeit und Energie im Alleingang verliert, ist es ggf. sinnvoller, sich begleiten zu lassen und gemeinsam mit einem Coach oder Therapeuten ein Stress-Inventar zu erstellen.

Multiple Erholung

Stressoren erkannt – und dann? Eine gute Strategie, um herauszufinden, in welchen Bereichen Sie am besten für Erholung sorgen können, bietet das Konzept der Multiplen Erholung.

> Es gibt effektive Wege, um in verschiedenen Bereichen durch Erholung Stress abzubauen.

- **Körperliche Erholung:** Sie haben den ganzen Tag gearbeitet, sind müde und werden durch erholsamen Schlaf wieder fit. Das ist passive körperliche Erholung. Es geht aber auch aktiv: Ein Spaziergang in der Mittagspause bringt frische Energie, besonders nach monotoner, sitzender Tätigkeit. Diese beiden Formen der körperlichen Erholung schaffen die meisten Menschen gut.
- Mit **mentaler Erholung** wird es oft schon schwieriger. „Den Kopf frei kriegen“ – das gelingt häufig nur teilweise. Auch hier sollten Sie ausprobieren, ob passiv (z. B. Meditation) oder aktiv (Joggen, Kreatives etc.) besser funktioniert.
- **Emotionale Erholung:** Sie sind mit sich selbst im Reinen und in der Lage, sich und Ihre Gefühle anderen gegenüber frei auszudrücken? Dann sollten Sie Kreativität als therapeutisches

Mittel nutzen: Malen, Schreiben, Musik spielen können hier helfen. Damit können Sie allein starten oder in einem Kurs. Letzteres hat den Vorteil, dass Sie direkt in der Kommunikation mit anderen testen können, ob Sie Ihre Fähigkeit, sich mitzuteilen, verbessern können. Möglicherweise erkennen Sie, dass Sie nur im beruflichen Kontext keine gute emotionale Erholung erreichen. Dort gibt es naturgemäß am häufigsten Situationen, in denen wir nicht ganz wir selbst sein können oder das zumindest glauben. Dann können Sie versuchen, zumindest ein gutes Gegengewicht zu schaffen – mit sozialer Erholung:

- **Soziale Erholung** erlangen wir, wenn wir Zeit mit Menschen verbringen, die keine Anforderungen an uns stellen. Gute Freunde, die uns nehmen, wie wir sind, ohne dass wir uns verstellen oder beweisen müssen. In solchen Momenten der Ungezwungenheit und Akzeptanz können wir Stress und Druck des Alltags hinter uns lassen.
- **Sensorische Erholung:** Entlasten Sie Ihre Sinne. Die meisten von uns verbringen heute einen Großteil des Tages damit, auf Displays und Bildschirme zu starren und damit die Augen unnatürlich zu belasten. Unseren Ohren geht es nicht viel besser: Straßenlärm, eine tägliche Flut von Signaltönen, Hintergrundmusik, Gespräche von Kollegen im Großraumbüro, Baustellenlärm, Laubbläser – das alles ist Stress. Was uns hier fehlt, ist sensorische Erholung: Diese kann durch verschiedene Strategien erreicht werden wie das Tragen von Ohrstöpseln, Pausen von Bildschirmarbeit oder das Abschalten digitaler Geräte.

Mindfulness-Based Cognitive Therapy

MBCT kombiniert Elemente aus Achtsamkeit und Kognitiver Verhaltenstherapie.

Die Mindfulness-Based Cognitive Therapy (MBCT) ist eine Therapieform, die eigentlich als Gruppensitzung durchgeführt wird und vor allem für Menschen geeignet ist, die bereits depressive Episoden hinter sich haben. Durchgeführt wird die Therapie nicht während der Depression, sondern im Anschluss daran, um einen

Rückfall zu verhindern. Das Konzept ist aber auch als Anti-Stress-Therapie geeignet.

Ich stelle hier einige grundlegende Ansätze dieser Therapie vor, mit denen Sie starten können. Wenn es bei Ihnen nicht nur um das Thema Stress und Belastung geht, sondern Sie unter Depressionen leiden, sollten Sie diese Therapie vertiefen und sich eine geeignete Gruppentherapie suchen.

Ursprünglich Rückfallprophylaxe bei Depressionen

Die Mindfulness-Based Cognitive Therapy wurde von den Psychotherapieforschern und Kognitiven Verhaltenstherapeuten Zindel Segal, Mark Williams und John Teasdale zur Rückfallprophylaxe bei Depressionen entwickelt. Diese achtsamkeitsbasierte Kognitive Therapie kombiniert Elemente der Stressreduktion durch Achtsamkeit nach Jon Kabat-Zinn mit Interventionen der Kognitiven Verhaltenstherapie bei Depressionen.

Erste Anzeichen für die Wirksamkeit der MBCT ergaben sich aus zwei randomisierten kontrollierten Studien, die in den Jahren 2000 und 2004 durchgeführt wurden. Bei Patienten, die schon mindestens drei depressive Episoden durchgemacht hatten, konnte durch MBCT im Vergleich zur Standardtherapie das Risiko eines Rückfalls deutlich gesenkt werden. Diese Erkenntnisse wurden durch aktuelle Metaanalysen bestätigt.

Hier folgt eine Schritt-für-Schritt-Anleitung, wie Sie MBCT in Ihrem Alltag anwenden können:

1. **Theoretisches Verständnis der Achtsamkeit:** Achtsamkeit in der MBCT wird definiert als bewusstes Wahrnehmen des gegenwärtigen Moments in einer nicht wertenden Art und Weise. Es geht darum, eine objektive Beobachterposition gegenüber den eigenen Gedanken und Gefühlen einzunehmen. Nehmen Sie sich jeden Tag ein paar Minuten Zeit, um über den aktuellen Moment

nachzudenken – was sehen, hören, fühlen Sie gerade? Es geht dabei um Achtsamkeit und schlichte Wahrnehmung, nicht um Wertung.

2. **Strukturierte Atemübungen:** Atemübungen in der MBCT dienen dazu, die Aufmerksamkeit auf einen neutralen, körperlichen Ankerpunkt zu lenken. Das hilft, eine Distanz zu automatischen Gedankenmustern aufzubauen, die Stress und Depressionen verstärken können. Konzentrieren Sie sich für ein paar Minuten nur auf Ihren Atem; beachten Sie, wie die Luft ein- und ausströmt und wie sich Ihr Körper dabei anfühlt.
3. **Objektive Körperwahrnehmung:** Ziel ist es, durch gezielte Übungen eine bewusste Wahrnehmung körperlicher Empfindungen zu fördern, ohne diese emotional zu bewerten. Das trainiert den Umgang mit körperlichen Stresssymptomen. Spüren Sie bewusst in Ihren Körper hinein, beginnend bei den Füßen bis zum Kopf, und nehmen Sie jede Empfindung wahr, ohne sie zu bewerten.
4. **Integration in alltägliche Routinen:** Die Achtsamkeit wird in alltägliche Aktivitäten integriert, um automatische Verhaltensmuster zu durchbrechen und eine bewusstere Lebensführung zu fördern. Wählen Sie eine tägliche Routineaktivität, zum Beispiel etwas ganz Banales wie Zähneputzen, und führen Sie sie mit voller Aufmerksamkeit auf jede Bewegung und Empfindung durch.
5. **Analytische Beobachtung von Gedanken:** Hier geht es darum, Gedanken als mentale Ereignisse zu betrachten, die vorübergehen und nicht zwingend die Realität abbilden. Das ist eine kognitive Technik, um dysfunktionale Denkmuster zu erkennen und zu verändern. Nehmen Sie sich kurz Zeit, um Ihre Gedanken zu beobachten, sie kommen und gehen zu lassen, ohne an ihnen festzuhalten.
6. **Anwendung in Stresssituationen:** In belastenden Momenten wird die Achtsamkeitspraxis genutzt, um eine reflexhafte Reaktion auf Stressoren zu vermeiden und bewusste Entscheidungen über Reaktionen zu treffen. Bei Stress halten Sie kurz inne, atmen tief

durch und fragen sich, wie Sie bewusst und besonnen reagieren können.

7. **Entwicklung von Selbstmitgefühl:** Selbstmitgefühl wird als Teil der kognitiven Umstrukturierung gesehen, um selbstkritische Haltungen zu vermindern, die bei Depressionen häufig auftreten. Sagen Sie in schwierigen Momenten etwas Freundliches und Unterstützendes zu sich, wie Sie es zu einem guten Freund sagen würden.
8. **Regelmäßiges Review:** Regelmäßige Reflexionen über die eigene Achtsamkeitspraxis sind wichtig, um den therapeutischen Fortschritt zu überwachen und anzupassen. Reflektieren Sie abends kurz über die Momente des Tages, in denen Sie achtsam waren, und überlegen Sie, wie Sie diese Praxis weiter ausbauen können.
9. **Kontinuierliches Training:** Die beständige Übung von Achtsamkeit wird als kritischer Faktor für den langfristigen Erfolg betrachtet, wobei der Schwerpunkt auf der Entwicklung einer dauerhaften Fertigkeit liegt. Widmen Sie sich täglich einer kurzen Achtsamkeitsübung, auch wenn es nur fünf Minuten sind, um die Praxis zu vertiefen. Auch ein kleines Achtsamkeits-Tagebuch könnten Sie hier führen.

Wenn Ihnen das Konzept der Mindfulness-Based Cognitive Therapy liegt, können Sie hier viel kleine Routinen in Ihren Alltag integrieren. Eine ähnliche Herangehensweise bietet auch der nächste Therapiebaustein.

Positive Psychologische Interventionen

Mit Positiven Psychologischen Interventionen, kurz PPI, lässt sich viel erreichen, und zwar nachweislich. Eine in 2023 veröffentlichte Mega-Analyse mit 501.335 Teilnehmern belegt eindrucksvoll die Wirksamkeit von PPIs, also von Maßnahmen, die mit Positiver Psychologie das Wohlbefinden verbessern.

Dabei geht es um Programme mit Achtsamkeits-, Mind-Body- und körperlichen Übungen. Nach der Intervention hatten die Teil-

> Eine Mega-Analyse zu PPI führte 2023 198 Metaanalysen mit 4.065 Primärstudien und 501.335 Teilnehmern zur Überprüfung zusammen und zeigte eine deutliche Evidenz.

nehmer einen signifikanten Effekt auf Wohlbefinden und Lebensqualität, Stärken, Depressionen, Angst und Stress. Die Auswirkungen wurden teilweise auch nach Monaten beibehalten. Mind-Body-Übungen wie Yoga waren besonders wirksam. Personen, die an längeren, persönlichen Programmen teilnahmen, profitierten am meisten.

Die Positive Psychologie fokussiert sich auf die Förderung von positiven Aspekten des menschlichen Lebens wie Wohlbefinden, Stärken, Resilienz und Glück. Mit einfachen Mitteln können Sie Positive Psychologische Interventionen in Ihren Alltag integrieren:

1. **Dankbarkeitstagebuch:** Dankbarkeit ist ein zentrales Thema in der Positiven Psychologie. Das Führen eines Dankbarkeitstagebuchs hat sich in zahlreichen Studien als effektiv erwiesen, um das allgemeine Wohlbefinden zu erhöhen. Beginnen Sie jeden Tag oder jede Woche damit, drei Dinge aufzuschreiben, für die Sie dankbar sind. Das können kleine Alltagsfreuden, erreichte Ziele oder positive Erlebnisse sein. Das hilft, den Fokus auf positive Aspekte des Lebens zu richten.
2. **Optimismus-Übung:** Optimismus ist ein weiterer wichtiger Forschungsbereich in der Positiven Psychologie. Übungen zur Förderung von Optimismus können helfen, die Lebensperspektive zu verbessern, und sind mit einer höheren Lebenszufriedenheit verknüpft. Nehmen Sie sich regelmäßig Zeit, um über Ihre Zukunft nachzudenken und stellen Sie sich eine positive und hoffnungsvolle Vision vor. Visualisieren Sie, wie Sie Herausforderungen überwinden und Ihre Ziele erreichen.
3. **Stärken-Erkundung:** Die Identifikation und Nutzung persönlicher Stärken ist ein Kernkonzept der Positiven Psychologie. Das fördert das Selbstbewusstsein und das Gefühl der Selbstwirksamkeit. Identifizieren Sie Ihre persönlichen Stärken und Talente. Überlegen Sie, wie Sie diese Stärken in Ihrem täglichen Leben einsetzen können, um Erfüllung und Erfolg zu finden.

4. **Positive Erlebnisse teilen:** Soziale Verbundenheit und das Teilen positiver Erfahrungen stärken das soziale Netzwerk und tragen zum persönlichen Glück bei. Teilen Sie positive Erfahrungen mit Freunden oder Familie. Das kann ein gutes Ereignis des Tages sein oder etwas, worauf Sie stolz sind. Das Teilen von Positivem verstärkt die eigenen positiven Emotionen und fördert die soziale Verbundenheit.
5. **Achtsame Wertschätzung:** Achtsamkeit und die Wertschätzung des Moments sind wesentliche Aspekte für das Wohlbefinden und die Stressreduktion. Nehmen Sie sich Zeit, um die Schönheit und Positivität in Ihrer Umgebung wahrzunehmen. Das kann die Natur, Kunst oder einfach eine angenehme Situation sein. Versuchen Sie, diese Momente bewusst zu genießen.
6. **Freundlichkeitsakte:** Freundlichkeit und prosoziales Verhalten sind eng mit positiven emotionalen Zuständen sowohl bei dem Gebenden als auch beim Empfänger verknüpft. Üben Sie regelmäßig kleine Akte der Freundlichkeit aus. Das kann ein Lächeln, ein nettes Wort oder eine hilfreiche Geste sein. Freundlichkeit zu anderen fördert auch das eigene Wohlbefinden.
7. **Positives Feedback:** Die Förderung positiver zwischenmenschlicher Beziehungen durch positives Feedback kann das Selbstwertgefühl und das Wohlbefinden steigern. Geben Sie anderen positives Feedback. Anerkennen und würdigen Sie die Leistungen und positiven Eigenschaften der Menschen um Sie herum.
8. **Erfolgstagebuch:** Das Festhalten von Erfolgen und Fortschritten kann das Selbstwertgefühl und die Selbstwahrnehmung positiv beeinflussen. Führen Sie ein Tagebuch, in dem Sie Ihre Erfolge und Fortschritte festhalten. Das hilft, die eigene Entwicklung zu erkennen und sich selbst für Bemühungen zu schätzen.

5 BEWEGUNGS-THERAPIE UND SPORT

Bewegung und Sport können wie kein anderer Ansatz die Erfolge der anderen Therapien potenzieren.

Bewegung und Sport sind nicht nur für sich allein wichtig, sondern können wie kein anderer Ansatz die Erfolge der anderen Therapien potenzieren. Gleichzeitig ist dieser Therapiebaustein gerade bei den Menschen unbeliebt, die ihn am dringendsten brauchen. Der Zeitpunkt, damit zu beginnen, erscheint immer ungünstig. Heute keine Zeit, morgen zu heiß, zu kalt, zu nass, zu dunkel, zu müde. Übermorgen hat das Fitnessstudio zu, danach hat die Tante Geburtstag, dann müssen Steuern gemacht werden. Man hat alles gegeben, es aber einfach nicht geschafft. Kein Problem, dann eben nächste Woche. Oder übernächste.

Es hilft nichts, man muss anfangen. Und die ungünstigen Tage mit einkalkulieren, den Perfektionismus beiseiteschieben und nicht mit großen Plänen und täglich einer Stunde Joggen starten wollen. Planen Sie nicht für gute Tage, sondern nehmen Sie sich vor, eine kleine Einheit an einem ungünstigen Tag hinzubekommen.

Was schaffen Sie auch an Tagen, an denen keine Zeit ist? Zehn Minuten? Das ist ein Anfang. Wenn das halbwegs regelmäßig gelingt und daraus eine Routine wird, kann das ein echter Erfolg sein. Denn Routinen ausbauen ist leichter als Routinen etablieren.

Was genau Sie an Bewegung machen, ist für den Anfang zweitrangig. Nehmen Sie sich etwas vor, das Sie fordert, aber nicht überfordert. Wer kaum die Treppen hochkommt, kann keine 30 Minuten Seilspringen. Fangen Sie mit Spazierengehen an. Ist das zu wenig? Gehen Sie schneller oder weiter. Fahren Sie Rad, machen Sie zu Hause Fitness ohne Geräte, laufen Sie Treppen rauf und runter. Was zählt, ist der Anfang, und dann das Dranbleiben.

Wichtig zu wissen

Jeder andere Therapieansatz aus diesem Buch wird ganz erheblich davon profitieren, wenn Sie Sport und Bewegung mit ins Boot nehmen. Möglicherweise müssen Sie sich dazu erst mit Ihren Vermeidungsstrategien auseinandersetzen. Und darauf vertrauen, dass alle anderen Therapieansätze in diesem Buch Sie genau dabei unterstützen können: von der Mikronährstofftherapie über das Stressmanagement bis zu Darm- und Phytotherapie können Antrieb, Motivation und körperliche Leistungsfähigkeit gefördert werden.

Bewegungsmangel als Mitochondrien-Killer

Ein Mangel an Bewegung sorgt nicht nur dafür, dass die Kondition nachlässt und sich Fettpölsterchen ausbreiten. Es finden Veränderungen auf Zellebene statt. Das führt zu einer Abnahme der Mitochondrienanzahl und -funktion in den Zellen, und zwar durch mehrere miteinander verbundene biologische Prozesse.

Reduzierte Muskelfaserstimulation

Muskeln benötigen regelmäßige Stimulation durch Bewegung, um ihre Struktur und Funktion aufrechtzuerhalten. Ohne regelmäßige körperliche Aktivität verringert sich der Bedarf an Energieproduktion, was zu einer Anpassung auf zellulärer Ebene führt: Die Anzahl der Mitochondrien nimmt ab, da sie nicht mehr in dem Maße benötigt werden.

Das kann sich auch auf den Aufbau der Muskulatur auswirken. Vor allem die mitochondrienreichen Muskelfasertypen leiden darunter, und das sind die, die uns Ausdauer verschaffen. Die langsamen Muskelfasern (Typ I) enthalten besonders viele Mitochondrien und ermüden dadurch langsamer. Sie verbrennen auch verhältnismäßig viel Fett. Muskelfasern vom Typ II sind schnell und werden nach Mitochondriendichte nochmal in zwei Untertypen eingeteilt: Typ IIa hat mehr Mitochondrien und ist daher ausdauernder als der recht mitochondrienarme Typ IIx, der dafür aber sehr viel Kraft liefern kann.

Werden Ihre Muskeln nicht beansprucht, macht sich das durch diese unterschiedliche Mitochondriendichte in Ihren Muskeln vor allem mit einer Abnahme der mangelnden Ausdauer bzw. frühzeitiger Muskelermüdung bemerkbar.

Verminderte biogenetische Signale

Körperliche Aktivität löst biogenetische Signale aus, die die Neubildung von Mitochondrien (Mitochondriogenese) in den Zellen anregen. Bei Bewegungsmangel werden diese Signalwege weniger aktiviert, was zu einer verringerten Bildung neuer Mitochondrien führt.

Von besonderem Interesse ist bei diesen Signalen die Aktivierung eines ganz bestimmten Proteins: PGC-1α. Dieses Protein ist der Hauptregulator für die Neubildung von Mitochondrien (siehe S. 107).

Reduktion der mitochondrialen Effizienz

Mangelnde körperliche Aktivität verringert nicht nur die Anzahl, sondern auch die Effizienz der Mitochondrien und somit die Energieproduktion.

Metabolische Veränderungen

Bewegungsmangel kann auch zu Veränderungen im Stoffwechsel führen, die die Effizienz der Mitochondrien weiter beeinträchtigen, was sich zum Beispiel in einer erhöhten Insulinresistenz und verändertem Fettsäuremetabolismus zeigen kann.

Zusammengefasst führt ein Bewegungsmangel zu einer Kaskade von Veränderungen auf molekularer und zellulärer Ebene, die sowohl die Anzahl als auch die Funktionsfähigkeit Ihrer Mitochondrien in den Zellen reduziert. Regelmäßige körperliche Aktivität ist daher entscheidend, um die Gesundheit und Funktion der Mitochondrien aufrechtzuerhalten und um das vorhin schon erwähnte wichtige Protein PGC-1α zu erhöhen.

PGC-1α: Hauptregulator für die Mitochondrienproduktion

Dieses Molekül ist für Diabetiker, Übergewichtige und generell für Menschen mit einer gestörten Mitochondrienfunktion, aber auch für Sportler von großer Bedeutung: Als Hauptregulator für die Bildung neuer Mitochondrien beeinflusst es maßgeblich die gesamte Energiegewinnung im Körper. Eine weitere positive Folge eines hohen PGC-1α-Spiegels ist die Neubildung kleiner Blutgefäße (Kapillarisierung), was die Gewebeversorgung verbessert. Auch die Tatsache, dass körperliche Aktivität einen positiven Einfluss auf die Regulierung des Glukose- und Lipidstoffwechsels hat, hängt mit der Erhöhung von PGC-1α zusammen.

Veränderungen in der PGC-1α-Funktion wurden in wissenschaftlichen Untersuchungen mit einer Vielzahl von Erkrankungen in Verbindung gebracht, darunter Typ-2-Diabetes, kardiovaskuläre und neurodegenerative Erkrankungen.

Regelmäßige körperliche Aktivität verbessert die Effizienz der Mitochondrien und aktiviert deren Neubildung.

Kurz: PGC-1α beeinflusst alle Krankheiten, bei denen die Mitochondrienfunktion und damit die Energiegewinnung gestört ist. Deswegen kann die Erhöhung von PGC-1α durch sportliche Aktivität eine schnell verfügbare, einfache und noch dazu kostenfreie Therapieform sein und in vielen Fällen Verbesserungen bringen.

Thermogenese: Fett ist nicht gleich Fett

PGC-1α ist außerdem an der Thermogenese in braunem Fettgewebe beteiligt. Im Gegensatz zu weißem Fett, das hauptsächlich Energie in Form von Fett speichert, enthält braunes Fett eine hohe Anzahl an Mitochondrien, die ihm seine charakteristische braune Farbe geben. Diese Mitochondrien ermöglichen es dem braunen Fettgewebe, Wärme zu erzeugen. Dieser Prozess ist bekannt als Thermogenese.

PGC-1α wird in den braunen Fettzellen bei Kälte oder durch bestimmte hormonelle Signale aktiviert und hat dann eine einzigartige Fähigkeit: Es sorgt dafür, dass die Energie aus Nährstoffen nicht zur ATP-Produktion verwendet wird, sondern stattdessen als Wärme freigesetzt wird. Diese Wärmeerzeugung ist entscheidend für die Aufrechterhaltung der Körpertemperatur bei Kälte. Das hat aber auch metabolische Effekte, nämlich einen erhöhten Energieverbrauch und eine positive Auswirkung auf den Glukosestoffwechsel: denn PGC-1α erhöht die Glukoseaufnahme in die (Muskel-)Zellen und vermindert so den Umbau von Glukose in Fett.

Die Thermogenese im braunen Fettgewebe spielt im Säuglingsalter eine entscheidende Rolle, denn Säuglinge können noch nicht zittern, um sich warm zu halten. Bei Erwachsenen wurde lange Zeit angenommen, dass braunes Fettgewebe keine besondere Bedeutung hat, aber neuere Forschungen haben gezeigt, dass auch Erwachsene aktives braunes Fett besitzen und es bei der Regulierung des Energiehaushalts und des Körpergewichts eine Rolle spielen könnte.

Physiologische Reize wie Kälteexposition, Fasten und vor allem körperliche Aktivität wirken sich bei Menschen mit Typ-2-Diabetes, kardiovaskulären und neurodegenerativen Erkrankungen positiv auf den Krankheitsverlauf aus. Denn diese Maßnahmen erhöhen die Aktivität von PGC-1α und damit die Mitochondrien-Neubildung.

Sport und psychische Gesundheit

Körperliche Aktivität macht nicht nur die Mitochondrien fit. Auch die psychische Gesundheit profitiert von vielen Stoffen, die bei der Kontraktion der Muskeln freigesetzt werden. Es werden sogenannte Myokine und andere Signalstoffe ausgeschüttet. Ihre Rolle in der Verbindung zwischen körperlicher und psychischer Gesundheit wird zunehmend anerkannt.

Myokine sind Signalstoffe, die von Muskelzellen produziert werden und wichtige Kommunikationsrollen im Körper übernehmen. Sie senden Signale an verschiedene Organe und Gewebe, beeinflussen physiologische Prozesse und regulieren Funktionen wie Entzündungsreaktionen, Stoffwechselwege und Immunantworten.

Myokine haben Einfluss auf die Stimmung, den Stressabbau und die kognitive Funktion. Sogar das Gehirn profitiert von ihnen: denn Myokine können die Neuroplastizität fördern, also die Fähigkeit des Gehirns, sich anzupassen und zu reorganisieren, was für Lernprozesse und die Bewältigung psychischer Herausforderungen wichtig ist.

Irisin: Irisin wird während der Muskelkontraktion freigesetzt und mit der Verbesserung der kognitiven Funktion und der Gehirngesundheit in Verbindung gebracht. Es könnte neuroprotektive Effekte haben und mit einem verringerten Risiko für neurodegenerative Erkrankungen wie Alzheimer in Zusammenhang stehen.

BDNF (Brain-Derived Neurotrophic Factor): Die Freisetzung von BDNF wird ebenfalls durch körperliche Aktivität stimuliert und hat bedeutende Auswirkungen auf die psychische Gesundheit. BDNF spielt eine Schlüsselrolle bei der Bildung neuer Neuronen (Neurogenese) und ihrer Fähigkeit zur Veränderung (Neuroplastizität). Es wird mit der Verbesserung der Stimmung und der kognitiven Funktion in Verbindung gebracht. Ein Mangel an BDNF wird oft mit Depressionen und Angststörungen in Verbindung gebracht, weshalb es ein guter Laborparameter zur Verlaufskontrolle bei Depressionen ist.

FGF21 (Fibroblast Growth Factor 21): FGF21 wird während längerer Ausdauerübungen freigesetzt und kann zur Regulation von Stress und zur Verbesserung der Stimmung beitragen.

IL-6 (Interleukin-6): IL-6 hat sowohl entzündungsfördernde als auch entzündungshemmende Eigenschaften. Bei körperlicher Aktivität wirkt IL-6 hauptsächlich entzündungshemmend und kann zur Stressbewältigung und zur Verbesserung der Stimmung beitragen. Dauerhaft hohe IL-6-Spiegel in Ruhezuständen werden jedoch oft mit chronischen Entzündungen und psychischen Erkrankungen in Verbindung gebracht.

Therapiebausteine

Da die Ausgangslage je nach Erkrankungsart und -stärke sehr unterschiedlich ist, sollten Sie bei Standardprogrammen skeptisch sein. Eine gute Therapie ist immer individuell, das gilt ganz besonders auch für den Bereich Sport und Bewegung. Mit den folgenden Ansätzen können Sie selbst starten, müssen dabei aber auf Ihre Belastungsgrenze achten und sich andererseits nicht unterfordern.

Wenn gar nichts mehr geht: Spazieren gehen

Der Gedanke an körperliche Betätigung ist bei chronischer Erschöpfung oder körperlichen Einschränkungen wie starkem Übergewicht oft besonders entmutigend. Doch bereits Spazierengehen kann einen Unterschied und vor allem einen Anfang machen. Warum Spazierengehen so wirkungsvoll ist:

- **Niedrige Intensität:** Kurze Spaziergänge (einige Minuten) überanstrengen in der Regel nicht. Jeder Start ist besser, als gar nichts zu tun, und um die Steigerung können Sie sich später in Ruhe kümmern, wenn sich erste Routinen entwickelt haben.
- **Steigerung der Durchblutung:** Selbst ein kurzer Spaziergang erhöht die Durchblutung, was bedeutet, dass mehr Sauerstoff und Nährstoffe zu den Zellen transportiert werden, was wiederum die Energieproduktion unterstützt.
- **Freisetzung von Endorphinen:** Bewegung, auch in Form eines leichten Spaziergangs, fördert die Freisetzung von Endorphinen (Glückshormonen), die die Stimmung heben.

- **Verbesserung der Schlafqualität:** Regelmäßige Spaziergänge können dazu beitragen, die Schlafqualität zu verbessern, was für die Genesung und das Energiemanagement bei chronischen Erkrankungen entscheidend ist.

Spazieren gehen kann ein wertvoller Wiedereinstieg in Bewegung sein.

Setzen Sie sich realistische Ziele. Regelmäßigkeit ist zunächst wichtiger als Intensität. Starten und am Ball bleiben zählt. Versuchen Sie, Ihre körperlichen Aktivitäten in bestehende tägliche Routinen einzubinden, zum Beispiel nach dem Mittagessen oder als Teil einer Morgenroutine. Versuchen Sie auch, immer zur gleichen Zeit aktiv zu sein. Und nutzen Sie die Zeit beim Spazierengehen oder Sport auch, um mental zu entspannen. Betrachten Sie es als „Zeit für sich".

Flexibilität nicht unterschätzen

Wenn es um körperliche Fitness und Gesundheit geht, dreht sich alles um die Bedeutung von Kraft und Ausdauer, während die Flexibilität eher in den Hintergrund tritt. Dabei ist körperliche Flexibilität nicht nur für die allgemeine Beweglichkeit essenziell, sondern hat auch eine echte Auswirkung auf verschiedene physiologische Prozesse. Und man kann solche Übungen gerade am Anfang, wenn man noch nicht so fit ist, gut machen.

Körperliche Flexibilität ist nicht nur für die allgemeine Beweglichkeit essenziell, sondern hat auch eine Auswirkung auf verschiedene physiologische Prozesse.

Flexibilitätstraining, Dehnübungen, Stretching, Yoga – das alles bietet mehr als nur eine Erhöhung des Bewegungsumfangs. Durch regelmäßige Dehnung werden Ihre Muskeln und Sehnen sanft gestärkt und die Durchblutung verbessert. Das fördert nicht nur eine schnellere Regeneration und Reduktion von Verletzungsrisiken, sondern aktiviert auch molekulare Pfade, die für die Zellgesundheit und den Energiestoffwechsel wichtig sind. Dehnen verbessert Blutzirkulation und Nährstoffversorgung der Muskeln, wodurch Mikrotraumata schneller heilen.

Interessanterweise können Dehnübungen ähnliche biochemische Prozesse aktivieren wie intensiveres Muskeltraining. Flexibilitätstraining kann außerdem Stress reduzieren: Durch die Fokussierung auf Atmung und Bewegung werden Entspannungsreaktionen im Körper gefördert. Durch die Erkenntnisse der Psychoneuroimmunologie wissen wir, dass das Entzündungsprozesse reduzieren kann.

Wenn Sie später bereit sind Ihre sportlichen Aktivitäten zu steigern, profitieren Sie von der Flexibilität: Eine erhöhte Beweglichkeit und gelöste Muskelverspannungen ermöglichen gesündere und effizientere Bewegungsabläufe. Das minimiert das Risiko von Verletzungen und verbessert die Gesamtleistungsfähigkeit, indem es den Körper besser auf die Anforderungen verschiedener Sportarten vorbereitet.

Yoga für Ausdauer und Kraft

Die beste Möglichkeit, mit Bewegung zu starten und gleichzeitig die Aspekte aus der Mind-Body-Medizin mitzunehmen, ist, mit Yoga zu beginnen. Von Frauen wird diese Empfehlung meist gut angenommen, Männer drücken sich häufiger mal. In manchen Köpfen scheint Yoga eine Art „Frauensport“ zu sein – was jedoch im starken Kontrast steht zu der langen Geschichte und Praxis des Yoga in verschiedenen Teilen der Welt.

In vielen östlichen Kulturen, insbesondere in Indien, wo Yoga seine Ursprünge hat, wird es traditionell von Männern praktiziert und ist tief in der spirituellen und kulturellen Identität verankert. Männliche Yogis und spirituelle Lehrer wurden über Jahrhunderte hinweg hoch geschätzt und spielten eine zentrale Rolle in der Entwicklung und Überlieferung yogischer Praktiken.

Die körperlichen Aspekte des Yoga, die Asanas, sind anspruchsvoll und erfordern Kraft, Ausdauer und Disziplin. Darüber hinaus fördert Yoga die Körperwahrnehmung und Selbstreflexion, was in vielen Kulturen als Zeichen emotionaler Intelligenz und Reife angesehen wird.

PGC-1α erhöhen für mehr Mitochondrien

Um PGC-1α – den Hauptregulator der Mitochondrien-Neubildung – zu erhöhen, ist laut einigen Quellen Ausdauertraining am besten geeignet. Das mag für Sportler interessant sein, aber wer sich vom Rande der Erschöpfung ins aktive Leben zurückkämpfen möchte, ist hier schnell vollkommen überfordert.

Ich sehe unter therapeutischen Gesichtspunkten gerade bei Erkrankungen mit Mitochondrienbeteiligung mehr Potenzial im Muskelaufbau. Nach längeren Phasen chronischer Erschöpfung ist die Ausdauer bescheiden, die Motivation kurz und der Grundumsatz klein. Kurze Einheiten für den Muskelaufbau sind nach meiner Erfahrung in so einer Situation leichter umzusetzen und bringen gleichzeitig schneller spürbare oder auch sichtbare Erfolge.

Ein pauschales Trainingsprogramm für geschwächte Mitochondrien gibt es nicht. Es hängt sehr vom individuellen Gesundheitszustand ab, was machbar ist. Wer eher psychisch als körperlich erschöpft ist, kann womöglich direkt im Fitnessstudio richtig loslegen, während massiv körperlich Erschöpfte erst einmal irgendwie wieder in die Aktion kommen müssen. Auch Alter und Gewicht spielen natürlich eine Rolle. Ein ideales Einstiegstraining für sehr stark Betroffene könnte sein:

1. (Wenn möglich täglich) zehn Minuten leichtes Krafttraining für die Arme, zum Beispiel zuhause mit einer Flasche Mineralwasser als Gewicht.
2. (Wenn möglich täglich) 15 Minuten Spazieren (später an ein, zwei Tagen verlängern, aber anfangs auch kurze Runden im Programm belassen).
3. Einmal die Woche eine Stunde Yoga oder zweimal eine halbe Stunde Stretching zuhause oder eine Stunde Muskelaufbau im Fitnessstudio je nach individueller Leistungsfähigkeit.

Das Ziel körperlicher Betätigung ist nicht Perfektion, sondern Kontinuität.

Das Ziel ist nicht Perfektion, sondern Kontinuität. Wann immer eine Steigerung möglich ist, sollten Sie Einheiten zum Muskelaufbau zufügen oder steigern.

Achten Sie auf eine ausreichende Proteinzufuhr, vor allem, wenn Sie sich vegan ernähren. Auch hier sind pauschale Empfehlungen kaum möglich. Wer sich nennenswert sportlich betätigt, ist sicher mit einem hochwertigen Proteinshake gut beraten. Die gibt es auch in Bio-Qualität und ohne unnötige chemische Zusätze und Zuckerersatzstoffe. Am besten kaufen Sie etwas Geschmacksneutrales und süßen selbst, indem Sie eine Dattel oder reife Banane zufügen. Sie können sich Ihre individuell nötige Proteinzufuhr auch von einem Ernährungsberater oder Therapeuten berechnen lassen.

Intermittierendes Hyperoxie-Hypoxie-Training

Dieses Training wird in der Sportmedizin zur Leistungssteigerung eingesetzt und soll die mitochondriale Funktion verbessern. Bei vielen Sportlern zählt es längst zur Routine. Ziel der Therapie: Die Mitochondrien-Zahl im Körper (und vor allem im Muskel) erhöhen. Der Körper wird dabei nach einem programmierten Muster abwechselnd hohen und niedrigen Sauerstoffkonzentrationen ausgesetzt, die über eine Maske eingeatmet werden. Dabei liegt man entspannt auf einer Liege.

Training ohne Anstrengung? Es gibt Hinweise darauf, dass das Training tatsächlich auch positive Auswirkungen auf Mitochondriopathien haben kann. Eine Studie aus dem Jahr 2018 an Mäusen zeigte, dass ein Intermittierendes Hyperoxie-Hypoxie-Training (IHHT) die mitochondriale Funktion in Muskelzellen verbesserte. Eine weitere Studie aus dem Jahr 2021 an Menschen mit Herzinsuffizienz ergab, dass das Training die Sauerstoffaufnahme verbesserte und die körperliche Leistungsfähigkeit steigerte.

Idee des Hyperoxie-Hypoxie-Trainings ist es, die veränderte Sauerstoffzufuhr nachzuahmen, die Sportler beim Höhentraining nutzen. Ob die Auswirkungen tatsächlich gleichwertig sind, ist noch nicht klar genug belegt. Klar ist aber: Ein großer Unterschied zwischen echtem Höhentraining und IHHT ist, dass man bei Letzterem gemütlich auf der Liege liegt und sich nicht mit dem Fahrrad den Berg hinaufquält. Ein Ersatz für körperliche Bewegung und Aktivität kann IHHT ganz sicher nicht sein. Wer dies nutzen möchte, sollte es immer als Zusatz und nicht als Ersatz tun. Dann ist das IHHT eine Bereicherung der übrigen Therapieansätze.

6 ADAPTOGENE UND PHYTOTHERAPIE

Adaptogene unterstützen den Körper dabei, ruhig und stabil zu bleiben sowie flexibel auf Herausforderungen zu reagieren.

Adaptogene sind natürliche Substanzen aus Pflanzen, die dem Körper helfen, sein inneres Gleichgewicht (Homöostase) zu bewahren und sich effektiv an Stress und Veränderungen (Allostase) anzupassen. Sie unterstützen den Körper dabei, sowohl ruhig und stabil zu bleiben als auch flexibel auf Herausforderungen zu reagieren. Adaptogene regulieren Reaktionen auf Stressfaktoren wie körperliche Anstrengung, Umweltbelastungen und emotionale Belastungen.

Adaptogene regulieren Reaktionen auf Stressfaktoren wie körperliche Anstrengung, Umweltbelastungen oder emotionale Belastungen.

Wichtig zu wissen

Viele der bekannten adaptogenen Pflanzen, zum Beispiel die Taigawurzel oder der sibirische Ginseng, kommen aus dem russischen Raum. Denn dort befasste man sich zuerst gezielt mit dem Thema: Die moderne wissenschaftliche Untersuchung von Adaptogenen begann in den 1940er Jahren in der ehemaligen Sowjetunion. Der russische Forscher Nikolai V. Lazarev prägte den Begriff. Er und weitere Forscher untersuchten damals Adaptogene im Kontext der Steigerung sportlicher Leistungen und der Verbesserung der Belastbarkeit von Militärpersonal. Sie suchten nach natürlichen Mitteln, um die körperliche Leistungsfähigkeit zu verbessern und gleichzeitig Stress und Erschöpfung zu reduzieren.

Verbesserung der ATP-Produktion

In der Forschung gibt es immer mehr Hinweise darauf, dass die Wirkung von Adaptogenen wie Rhodiola, Ashwagandha und Schisandra in der Stärkung der mitochondrialen Funktion liegt. Es wird angenommen, dass Adaptogene die Mitochondrienfunktion verbessern, indem sie die Produktion von ATP erhöhen. Ein Grund dafür dürfte sein, dass Adaptogene dazu beitragen, oxidativen Stress zu reduzieren und die Entzündungsreaktion im Körper zu hemmen, was Mitochondrien vor Schädigung schützt.

Stressreduktion durch Einfluss auf die HPA-Achse

Adaptogene wirken hauptsächlich, indem sie die Hypothalamus-Hypophysen-Nebennierenrinden-Achse (HPA-Achse) in Reaktion auf externen Stress beeinflussen. Sie helfen, das innere Gleichgewicht und die Anpassungsfähigkeit aufrechtzuerhalten oder wiederherzustellen und fördern eine positive Stressreaktion und die damit verbundene Hormonproduktion.

Darüber hinaus stärken Adaptogene die Funktion verschiedener Systeme, fördern eine optimale Reaktion und regulieren die Energieverwendung, indem sie die Funktion des neuroendokrinen Systems verbessern und den zellulären Energietransfer steigern. Dies kann den Körper dazu bringen, Sauerstoff, Glukose und Lipide effektiver für eine kontinuierliche Energieversorgung zu nutzen.

Mitotrope Phytotherapeutika

Heilpflanzen, die als mitotrop gelten, sind reich an Inhaltsstoffen, die die Funktion der Mitochondrien unterstützen oder deren Effizienz steigern. Diese Pflanzen enthalten oft Antioxidantien, entzündungshemmende Verbindungen oder andere bioaktive Moleküle, die direkt oder indirekt auf die Mitochondrien wirken können.

Grundsätzlich gibt es sicher viele Heilpflanzen, die über sekundäre Pflanzenstoffe mitotrop wirken können, nur wenige von ihnen wurden bisher speziell auf diese Eigenschaft untersucht.

Grundsätzliche Hinweise zu den Präparate-Empfehlungen
Bei pflanzlichen Produkten ist es essenziell, nicht nur auf den angegebenen Wirkstoffgehalt zu achten, sondern auch die potenzielle Gefahr von Schadstoffbelastungen im Blick zu behalten. Daher sollten Sie ausschließlich Erzeugnisse von renommierten Herstellern/Anbietern beziehen, die hohe Qualitätsstandards einhalten und ihre Produkte regelmäßigen Kontrollen unterziehen.

Bei der Dosierung können Sie sich zunächst an die Herstellerangaben halten. Höhere Dosen sollten therapeutisch begleitet werden.

Therapiebausteine

Die hier vorgestellten klassischen Adaptogene haben vor allem indirekt durch die Stressreduktion eine Wirkung auf die Mitochondrien. Sie lernen zusätzlich zwei mitotrope Phytotherapeutika kennen, also Pflanzen, die direkt die Mitochondrienfunktion fördern. Wichtigster Vertreter ist hier der Ginkgo. Viel weniger bekannt, aber vielfältig einsetzbar ist der ebenfalls mitotrope Augentrost.

Rhodiola rosea (Rosenwurz)

Rosenwurz (Rhodiola rosea) für körperliche und mentale Ausdauer.

Die Pflanze wächst im sibirischen Altai-Gebirge, verwendet wird der Rosenwurzelstock. Zellstudien bestätigen, dass die enthaltenen Salidroside positive Auswirkungen auf das Gehirn haben und diese Pflanzenstoffe sogar zur Vernichtung von Krebszellen im Gehirn beitragen könnten.

Häufige Anwendungsgebiete

Rosenwurz wird eingesetzt zur Verbesserung der Ausdauer (auch im Sport), der Arbeitsfähigkeit und kognitiven Leistungsfähigkeit. Die adaptogene Wirkung entfaltet sich bei der Rosenwurz auch in reduzierter Müdigkeit in Stresssituationen. Außerdem kann sie bei Angst und Depressionen hilfreich sein.

Bei burnout-bedingter längerer Arbeitsunfähigkeit kann dieses Adaptogen sehr gut kombiniert mit SAMe (S-Adenosylmethionin) eingesetzt werden. SAMe ist im Grunde die stoffwechselaktive Form der Aminosäure L-Methionin. Der Körper stellt sie hauptsächlich selbst her, aber in bestimmten Situationen reicht das nicht aus. SAMe erfüllt verschiedene Aufgaben. Hier, bei der Kombination mit Adaptogenen, wird es als neurotroper Wirkstoff eingesetzt, denn SAMe ist u. a. auch an der Biosynthese von Serotonin und Dopamin beteiligt.

Einnahmeempfehlungen

Bei der Präparateauswahl sollten Sie auf den Gehalt der mit regelmäßigen Laborkontrollen bestätigen Wirkstoffe achten, um die Wirksamkeit und Qualität des Produkts einschätzen zu können:

- **Rosavine:** etwa 3 Prozent
- **Salidrosid:** etwa 1 Prozent

Die Einnahme sollte mindestens über drei Monate erfolgen. Häufig wird eine Einnahme am Vormittag empfohlen, um den Schlaf nicht zu beeinträchtigen. Diese Auswirkung hat sich in meiner Praxis nur in Einzelfällen gezeigt.

Ashwagandha (Schlafbeere)

Ashwagandha ist eine wichtige Heilpflanze in der ayurvedischen Medizin. Sie wächst in den trockenen Regionen Indiens, des Mittleren Ostens und in Teilen Afrikas. Verwendet wird vor allem die Wurzel der Pflanze. Die Wirkung dieses Adaptogens entsteht durch die enthaltenen Withanolide, insbesondere durch das Withaferin A.

> Die Schlafbeere (Ashwagandha) steigert die Stressresistenz und ist auch unter ihrem botanischen Namen „Withania somnifera“ oder als Indischer Ginseng bekannt.

Häufige Anwendungsgebiete

Ashwagandha wird häufig eingesetzt zur Steigerung der Stressresistenz, zur Verbesserung der Energie, bei der Behandlung von Erschöpfungszuständen und zur Verbesserung von Konzentration und mentaler Klarheit. Wie der Trivialname „Schlafbeere" schon vermuten lässt, kann die Pflanze bei stressbedingten Beschwerden wie Schlafstörungen, aber auch bei Angstzuständen eine beruhigende Wirkung entfalten.

Einnahmeempfehlungen

Für eine optimale Wirkung wird auch hier eine regelmäßige Einnahme über einen Zeitraum von mindestens einigen Wochen empfohlen. Ashwagandha wird üblicherweise ein- bis zweimal täglich eingenommen, oft in Form von Kapseln oder als Pulver. Es kann morgens oder abends eingenommen werden.

Wenn Sie eine schlaffördernde Wirkung erzielen möchten, nehmen Sie die Tagesdosis eine halbe Stunde bis Stunde vor dem Schlafengehen ein. Keine Sorge, die Pflanze wirkt nicht wie ein Schlafmittel, deshalb kann auch morgens eine Einnahme erfolgen. Die Wirkung zielt dann auf Energie und Antrieb für den Tag ab. In dieser unterschiedlichen Einsetzbarkeit liegt die Stärke von Adaptogenen.

Schisandra chinensis (Spaltkörbchen)

Spaltkörbchen (Schisandra chinensis) fördert den Zellschutz.

Das Spaltkörbchen (auch Wu Wei Zi) gehört zu den Sternanisgewächsen und stammt aus China. Es ist in der traditionellen chinesischen Medizin weit verbreitet. Schisandra-Beeren sind bekannt für ihren Gehalt an einer Vielzahl von bioaktiven Verbindungen und Mikronährstoffen: Sie enthalten Vitamin C und E sowie Calcium, Magnesium, Zink und Eisen. Zudem enthalten sie zahlreiche Polyphenole und die für die Pflanze spezifischen Lignane wie das Schisandrin B.

Die enthaltenen Verbindungen haben potenziell positive Auswirkungen auf die Unterstützung der Leberfunktion, Verbesserung der kognitiven Funktionen und Steigerung der körperlichen Leistungsfähigkeit. Außerdem ist das Spaltkörbchen interessant durch spezielle Farbpigmente, die als effektive Radikalfänger dienen.

Häufige Anwendungsgebiete

Bioaktive Verbindungen: Schisandra-Beeren enthalten verschiedene Lignane, insbesondere Schisandrine, Gomisine und Deoxyschisandrin, die antioxidative, entzündungshemmende und leberschützende Eigenschaften haben. Sie tragen zur Regulierung der Funktion der Leber und des endokrinen Systems bei und können neuroprotektive Effekte haben.

Anthocyane: Die Anthocyane sind eine Untergruppe der Flavonoide und bilden die größte Gruppe an wasserlöslichen Farbpigmenten im Farbspektrum Rot-Blau-Schwarz im Pflanzenreich. Rot, violett und blau gefärbte Beeren und Früchte enthalten häufig Anthocyane. Sie sind starke Antioxidantien und sehr effektive Scavenger (Fänger) von Radikalen, die oxidative Schäden an Proteinen, Lipiden, DNA und anderen Zellbestandteilen verursachen können. Im Vergleich zu Vitamin C oder E haben Anthocyane in vitro (in Zellkulturen) eine deutlich höhere antioxidative Kapazität gezeigt.

Einnahmeempfehlungen

Der Markt bietet Kapseln und Tees, ich setze Schisandra in meiner Praxis gern als Kombipräparat zusammen mit Taigawurzel und Rhodiola ein. In der Regel werden die Präparate kurz vor oder zum Essen eingenommen. Auch bei Schisandra sollte eine regelmäßige Einnahme über einige Wochen erfolgen.

Taigawurzel (Eleutherococcus senticosus)

> Taigawurzel (Eleutherococcus senticosus) steigert die Abwehrkräfte.

Die Taigawurzel, auch bekannt als Sibirischer Ginseng, wird in der traditionellen Medizin wegen vieler gesundheitlicher Vorteile geschätzt. Die Wurzel der Pflanze, Eleutherococci radix, ist der Hauptbestandteil für medizinische Anwendungen. Taigawurzel enthält Eleutheroside, eine Gruppe von Verbindungen, die tonisierend und anregend wirken. Traditionell wurde die Taigawurzel früher unter anderem auch als Aphrodisiakum, zur Behandlung von Asthma und als Haarwuchsmittel verwendet, heute kommt sie vor allem als Adaptogen zum Einsatz.

Häufige Anwendungsgebiete

Die Taigawurzel ist besonders zur Steigerung der Immunkompetenz interessant, weil sie den Anstieg bestimmter weißer Blutzellen fördert, insbesondere von T-Helferzellen, natürlichen Killer- und zytotoxischen Zellen. Auch kann eine Senkung der Adrenalinausschüttung erreicht werden. Die adaptogentypische Wirkung der Taigawurzel zeigt sich in der Anwendung bei Müdigkeit, Schwächegefühl, nachlassender Leistungs- und Konzentrationsfähigkeit sowie in der Rekonvaleszenz.

Einnahmeempfehlungen

Taigawurzel gibt es sowohl als Flüssig- als auch Trockenextrakt. Eine Einnahme als Tee ist ebenfalls möglich: Dafür nehmen Sie als Tagesdosis 2 bis 4 g geschnittene Taigawurzel und bereiten diese mit kochendem Wasser zu. Trinken Sie den Tee verteilt auf zwei bis drei Tassen über den Tag verteilt. Für eine optimale Wirkung empfehle ich eine regelmäßige Einnahme über einen Zeitraum von einigen Wochen.

Ginseng (Panax ginseng)

Ginseng (Panax ginseng) verbessert die Konzentration und unterstützt die Darmflora.

Der Ginseng ist eine der am meisten erforschten Heilpflanzen in umfangreichen wissenschaftlichen Studien. Auch hier wird die Wurzel, Ginseng radix, verwendet. Als Wirkstoffe sind Ginsenoside (Triterpensaponine) enthalten sowie ätherisches Öl, Peptidoglykane und Polysaccharide.

Ginseng wirkt ebenso wie der sibirische Ginseng (Taigawurzel) allgemein tonisierend und anregend. Als Adaptogene steigern beide die Widerstandsfähigkeit des Organismus gegen Stressoren. Panax ginseng stimuliert die Hirnrindentätigkeit und verbessert Konzentration und Aufmerksamkeit. Außerdem fördert er das Wachstum der intestinalen Bifidus-Flora.

Häufige Anwendungsgebiete

Als Tonikum wird Ginseng zur Stärkung und Kräftigung bei Müdigkeits- bzw. Schwächegefühl, nachlassender Leistungs- und Konzentrationsfähigkeit sowie in der Rekonvaleszenz eingesetzt. Durch die Auswirkung auf die Darmflora kann er zusätzlich in der Darmtherapie eingesetzt werden.

Einnahmeempfehlungen

Wichtig ist eine ausreichende Dosierung, empfohlen wird eine Tagesdosis von mindestens 10 mg Ginsenosiden. Die Einnahme sollte über drei Monate erfolgen, gefolgt von einer Therapiepause von zwei bis drei Monaten. Koffeinhaltige Getränke sollten während der Anwendung reduziert oder ganz gemieden werden, da die Wirkung beeinträchtigt werden kann.

Ginkgo biloba (Fächerblattbaum)

> Ginkgo biloba (Fächerblattbaum) für Kraft und Stärke.

Ginkgo-Extrakte sind für ihre stark antioxidativen Eigenschaften bekannt. Insbesondere die in Ginkgo enthaltenen Flavonoide sind effektive Radikalfänger. Zudem aktivieren Ginkgo-Extrakte bestimmte Enzyme, die den Körper beim Schutz gegen oxidative Schäden unterstützen, wie beispielsweise die Glutathion-S-Transferasen. Ein weiterer wichtiger Aspekt von Ginkgo ist der Schutz der Lipidstrukturen in Zellmembranen.

Häufige Anwendungsgebiete

Früher lag der Fokus hauptsächlich auf den durchblutungsfördernden Eigenschaften von Ginkgo, heutzutage richtet sich die Aufmerksamkeit verstärkt auf seine Fähigkeit, Nervenzellen zu schützen (neuroprotektive Eigenschaften). Ein wichtiger Aspekt dieser neuroprotektiven Wirkung ist die Stabilisierung der Membranen der Mitochondrien.

Ginkgo hilft, die Funktionen dieser Mitochondrien nach einer Schädigung wiederherzustellen. Der Fächerblattbaum ist daher ein mitotropes Phytotherapeutikum. Die Inhaltsstoffe Ginkgolide und Bilobalid in Ginkgo-Extrakten tragen dazu bei, die Mitochondrien vor schweren Schäden zu bewahren, die sonst die Apoptose (programmierter Zelltod) auslösen könnten.

Einnahmeempfehlungen

Der Gingko sollte mehrere Monate eingesetzt werden. Sie können sich bei der Dosierung an die Angaben des jeweiligen Präparats halten. Als Richtwert gelten 120 bis 240 mg Extrakt pro Tag.

Euphrasia officinalis (Augentrost)

Augentrost (Euphrasia officinalis) ist vielseitiger, als sein Name vermuten lässt.

Ein weiteres mitotropes Phytotherapeutikum ist der Augentrost, der vor allem für seinen Einsatz bei Augenbeschwerden bekannt ist. Er enthält Iridoidglykoside, unter anderem den Pflanzenstoff Aucubin, der auch in vielen anderen Pflanzen enthalten ist. Es gibt Hinweise darauf, dass dieser Stoff das Membranpotenzial der Mitochondrien stabilisiert, was entscheidend ist für die Energiegewinnung. Auch eine neuroprotektive Wirkung wird dem Aucubin zugeschrieben.

Häufige Anwendungsgebiete

Traditionell wird der Augentrost bei entzündlichen Erkrankungen des Auges, beispielsweise bei gereizten, müden oder tränenden Augen sowie Konjunktivitis (Bindehautentzündung) verwendet. Die im Augentrost enthaltenen Iridoidglykoside tragen zu seinen entzündungshemmenden und adstringierenden (zusammenziehenden) Eigenschaften bei. Das macht die Pflanze auch zu einem hilfreichen Mittel bei Infekten der oberen Atemwege.

Weniger bekannt ist, dass der Augentrost auch antidiabetisch wirkt. In der indischen Volksheilkunde wird er schon lange so eingesetzt. Die blutzuckersenkende Wirkung wird auch hier im Aucubin vermutet, weil es die Glukoseaufnahme in die Zellen erhöht. Gefördert wird das durch antioxidative Einflüsse.

Einnahmeempfehlungen

Für die Anwendung wird Augentrost-Urtinktur verwendet oder ein Tee aus Augentrostkraut zubereitet. Sie können je nach gewünschtem zusätzlichem Effekt weitere Pflanzen für den Tee nutzen, die – unter anderem – ebenfalls den Wirkstoff Aucubin enthalten, etwa Spitzwegerich (Plantago lanceolata) bei Entzündungen der oberen Atemwege oder Mönchspfeffer (Vitex agnus-castus) bei Zyklusbeschwerden.

Augentrosttee darf nur innerlich angewendet werden und nicht als Tropfen für die Augen. Ins Auge dürfen nur sterile Zubereitungen gegeben werden.

Dosierung Tee: ein bis zwei Teelöffel geschnittenes Kraut mit einem Viertelliter Wasser übergießen, aufkochen und zwei Minuten ziehen lassen.

Dosierung Urtinktur: dreimal täglich 20 Tropfen einnehmen.

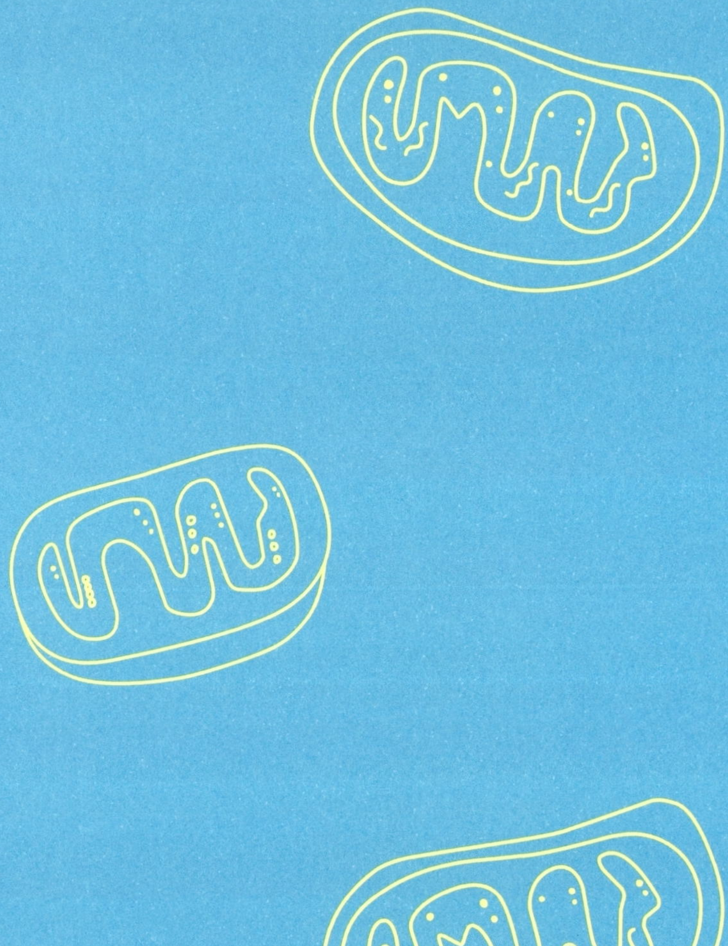

DIE WICHTIGSTEN LABORPARAMETER UND AUSBLICK IN DIE FORSCHUNG

Es gibt fünf gute Gründe für die Messung bestimmter Laborwerte: zur richtigen Therapieeinstellung, zur Verlaufskontrolle, um Überdosierungen zu vermeiden, um gesundheitliche Schäden zu erkennen und für die Motivation.

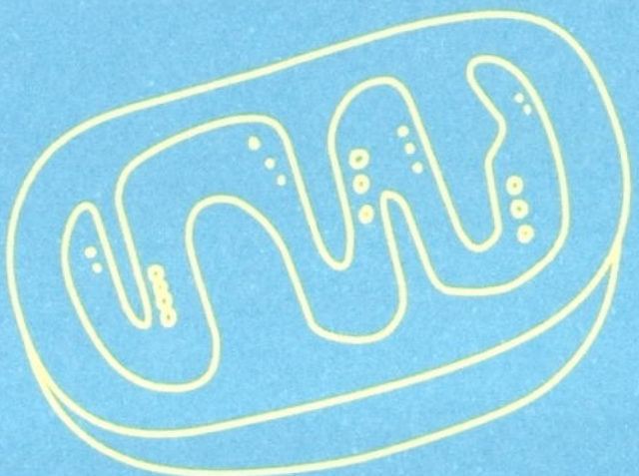

Labordiagnostik als Fundament

Nicht immer lässt sich alles aus der Anamnese richtig vorhersagen. Laborergebnisse bringen Sicherheit für die Therapie.

Auch wenn sich viele Mikronährstoffmängel nach einem Blick auf Ernährung und Symptome oft schon erahnen lassen – es ist sinnvoll, die wichtigsten und gut messbaren Stoffe im Blut genauer zu betrachten. Ganz besonders gilt das für ein Mineralstoffprofil. Hier erhält man für relativ kleines Geld einen guten Überblick und entdeckt auch Mängel, die nicht so eindeutig abzusehen waren. Nicht immer lässt sich alles aus der Anamnese richtig vorhersagen. Laborergebnisse zeigen außerdem nicht nur, wo ein Mangel ist, sondern auch wie stark er ausgeprägt ist. Erst das ermöglicht eine präzise Therapie.

Dennoch sollte man nur messen, was auch nötig ist. Denn Laborkosten summieren sich schnell und das Geld ist besser in der laufenden Kontrolle wichtiger Werte angelegt als in einem einmaligen Bild von allem, was interessant erscheint. Zumal Sie nach der Laboruntersuchung auch noch in die nötigen Präparate investieren müssen.

Motivation gibt's gratis dazu

Ein oft vergessener Aspekt der Labordiagnostik ist ihr Einfluss auf die Motivation. Die Visualisierung und detaillierte Erläuterung von Laborergebnissen geben Ihnen eine klare Vorstellung davon, wo Probleme liegen und wie Ihre Bemühungen zur Verbesserung beitragen können. Dieses Bewusstsein ist besonders zu Beginn einer Therapie von unschätzbarem Wert, da es die Notwendigkeit der Behandlung veranschaulicht und Sie ermutigt, aktiv an Ihrer Genesung mitzuwirken.

Darüber hinaus stellt die kontinuierliche Überwachung durch regelmäßige Labortests einen dynamischen Feedback-Mechanismus dar. Sie können somit die positiven Auswirkungen Ihrer Anstrengungen und der Therapietreue auf Ihre Gesundheitsparameter direkt beobachten.

Diese Form der Rückmeldung ist ein mächtiges Werkzeug zur Steigerung der Eigenverantwortung und zur Förderung eines gesundheitsbewussten Verhaltens. Die Möglichkeit, Verbesserungen oder auch Rückschritte in den eigenen Laborwerten zu sehen, kann dazu motivieren, den Lebensstil anzupassen und die empfohlenen medizinischen Maßnahmen konsequenter umzusetzen.

Laborwerte visualisieren die gesundheitlichen Probleme und verdeutlichen, warum bestimmte Therapiebestandteile notwendig sind.

Spezial-Labore nutzen

Nicht alle Labore bieten die gleichen Parameter an. In der Hausarztpraxis kann es schon schwierig werden, ein Mineralstoffprofil machen zu lassen. Oft werden teure Einzelwerte bestimmt und meist auch noch im Serum und nicht im Vollblut. Die Mineralstoffanalyse im Vollblut ist genauer, weil sie alle Blutbestandteile enthält – auch die Blutzellen. Viele Mineralstoffe befinden sich zu großen Teilen in den roten Blutkörperchen. Dieser Anteil wird in der Serum-Analyse nicht berücksichtigt.

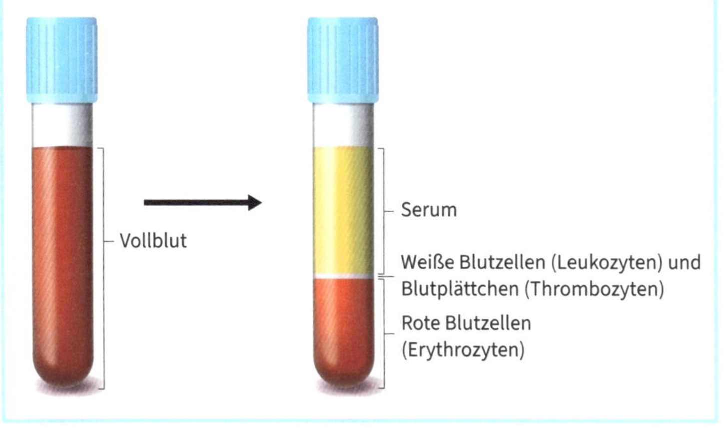

Im Vollblut (links) sind alle Bestandteile des Blutes enthalten. Das Serum (rechts) enthält keine Blutzellen mehr.

Für die Mikronährstoffdiagnostik ist es daher sinnvoll, spezialisierte Labore zu nutzen, besonders für spezielle Marker der Mitochondrienfunktion und für oxidativen Stress. In der Regel können Sie auch ohne zwischengeschalteten Therapeuten direkt im Labor Blut abnehmen lassen. Doch bereits bei der Auswahl der richtigen Parameter und erst recht bei der Auswertung sollten Sie einen Therapeuten an der Seite haben.

Die Qual der Wahl bei den Mikronährstoffen

Jeder Mikronährstoff lässt sich messen und kann sich, wenn er fehlt, negativ auf die Gesundheit auswirken. Da es in diesem Buch speziell um die Funktion der Mitochondrien geht, können folgende Werte einen guten ersten Überblick geben:

25(OH)-Vitamin D	optimal: 50–60 ng/ml
Coenzym Q10	optimal: > 2,5 mg/l
Carnitin gesamt	Referenzbereich: ca. 30–60 µmol/l
Ferritin	Frauen: > 60 ng/ml, Männer: > 100 ng/ml
Omega-3-Index	optimal: 8–11 %

außerdem:

Mineralstoffprofil im Vollblut (mindestens mit Magnesium, Zink, Selen)
B-Vitamine bioaktiv (insbesondere B1, B2, B3, B6)

Die wichtigsten Funktionen

Hier als Kurzübersicht die wichtigsten Funktionen der soeben vorgestellten Parameter:

Coenzym Q10 (Ubichinon): Coenzym Q10 ist entscheidend für die Elektronentransportkette in den Mitochondrien und unterstützt die ATP-Produktion. Ein Mangel an Coenzym Q10 kann die mitochondriale Funktion erheblich beeinträchtigen.

L-Carnitin: L-Carnitin ist wichtig für den Transport von langkettigen Fettsäuren in die Mitochondrien, wo sie zur Energiegewinnung verbrannt werden. Ein Mangel an L-Carnitin kann daher die Energieproduktion der Zelle beeinträchtigen.

Vitamin B-Komplex: B-Vitamine, insbesondere Thiamin (B1), Riboflavin (B2), Niacin (B3) und Pyridoxin (B6), sind wichtig für den Energiestoffwechsel und die Funktion der Mitochondrien. Sie agieren als Coenzyme in verschiedenen metabolischen Prozessen.

Magnesium: Magnesium spielt eine Schlüsselrolle bei vielen enzymatischen Reaktionen, einschließlich solcher, die in den Mitochondrien ablaufen. Es ist wichtig für die ATP-Synthese und die allgemeine mitochondriale Gesundheit. Die Messung muss im Vollblut erfolgen, am sinnvollsten im kompletten Mineralstoffprofil.

Alpha-Liponsäure: Alpha-Liponsäure ist ein starkes Antioxidans, das sowohl wasser- als auch fettlöslich ist. Es kann die mitochondrialen Funktionen unterstützen und vor oxidativem Stress schützen.

Mangan: Ein essenzielles Spurenelement, das als Co-Faktor für mitochondriale Enzyme wie die Superoxiddismutase 2 (SOD2) dient. Es spielt eine Schlüsselrolle beim Schutz der Mitochondrien vor oxidativem Stress. Die Messung muss im Vollblut erfolgen, am sinnvollsten im kompletten Mineralstoffprofil.

Eisen: Wichtig für die mitochondriale Atmungskette und die Energieproduktion, da es ein zentraler Bestandteil von Cytochromen und Eisen-Schwefel-Clustern in den Mitochondrien ist. Eisenungleichgewichte können die mitochondriale Funktion beeinträchtigen. Wichtig: Nicht Eisen, sondern Ferritin messen.

Glutathion: Ein wichtiges Antioxidans, das in der Reduktion von oxidativem Stress in den Mitochondrien wesentlich ist. Ein niedriger Glutathionstatus kann auf eine beeinträchtigte antioxidative Kapazität der Mitochondrien hinweisen.

Omega-3-Index: Omega-3-Fettsäuren sind wichtig für die Integrität der mitochondrialen Membranen. Ein angemessener Omega-3-Index kann eine gute Membranfluidität und Funktion der Mitochondrien unterstützen. Die Messung muss in der Erythrozytenmembran erfolgen.

Ferritin nicht allein messen

Um den Eisenstatus korrekt zu bestimmen, müssen mindestens gemessen werden: kleines Blutbild, der Entzündungsmarker CRP und Ferritin. Ferritin allein hat keine Aussagekraft, da es sich dabei um ein sogenanntes „Akute-Phase-Protein" handelt, das bei Entzündungen ansteigt und dann einen falsch-hohen Wert liefert. Daher wird zusätzlich CRP bestimmt – ist das erhöht, ist weitere Diagnostik nötig. Ausdrücklich nicht geeignet zur Bestimmung des Eisenstatus ist der Wert Eisen im Serum.

Folgende weitere Parameter können wichtige Aussagen zur Eisenversorgung machen: Transferrin, Transferrinsättigung, Ferritin-Index, Retikulozyten, Löslicher Transferrinrezeptor, Retikulozyten-Hämoglobin, Leber-Profil (GPT, GOT, GGT).

Auch an toxische Metalle denken

Zwischen Mineralstoffen und toxischen Metallen bestehen Wechselwirkungen, weshalb eine Übersicht über beides oft hilfreich ist.

Einige Labore bieten Mineralstoffprofile an, die auch toxische Metalle enthalten. Das ist praktisch, weil sich hier tatsächlich immer wieder Zufallsbefunde finden lassen. Zwischen Mineralstoffen und toxischen Metallen bestehen außerdem Wechselwirkungen, weshalb eine Übersicht über beides wirklich oft hilfreich ist.

Rolle der Metalle im Körper und toxische Effekte

Metalle wie Zink, Selen, Magnesium, Kupfer, Mangan und Kobalt sind essenzielle Spurenelemente und tragen als Coenzyme zur Stabilisierung von Enzymstrukturen bei. Jedoch haben viele andere Metalle wie Silber, Quecksilber, Blei, Palladium, Zinn, Arsen, Cadmium und Aluminium keine physiologische Bedeutung und wirken negativ auf den Organismus. Diese toxischen Metalle können strukturelle Zellschäden verursachen und funktionelle Defizite hervorrufen, indem sie essenzielle Spurenelemente aus ihren Bindungsstellen in Enzymen verdrängen. Beispiele für betroffene Enzyme sind die Glutathionperoxidase, die Superoxiddismutase, die Lipoxygenase, die Xanthinoxidase und die Cytochrom-c-Oxidase der mitochondrialen Atmungskette.

Auswirkungen auf Mitochondrien und Krankheiten

Toxische Metalle können Entzündungen fördern und den Regulationskreis zwischen Entzündung, Mitochondriopathie sowie oxidativem und nitrosativem Stress stören. Metallinduzierter oxidativer Stress kann an der Pathogenese von Krankheiten wie Diabetes Typ 2 beteiligt sein, indem er beispielsweise die Insulinresistenz erhöht. Bleibelastung führt zu oxidativen Schäden an Gefäßen und fördert chronische Erkrankungen wie obstruktive Lungenerkrankungen und chronische Niereninsuffizienz.

Metallinduzierte mitochondriale Dysfunktion in neurologischen Störungen

Eine Überbelastung mit Metallen kann neurotoxisch wirken, da sie die Bildung reaktiver Sauerstoffspezies (ROS) erhöht und oxidativen Stress im Nervensystem verursacht. Mitochondrien sind ein Hauptziel dieser Metalltoxizität, was zu einer signifikanten Störung der Gehirnfunktion führen kann, resultierend in neuronalem Zelltod und neurologischen Störungen.

Parameter zur Mitochondrienfunktion

Das Spektrum der diagnostischen Laborparameter zur Beurteilung der mitochondrialen Funktion hat sich deutlich erweitert. Es besteht kein Zweifel, dass viele dieser Parameter in bestimmten Situationen ihre Berechtigung haben. Jedoch genügt es für eine gezielte Herangehensweise in den meisten Fällen, mit zwei Schlüsselparametern zu beginnen: ATP intrazellulär und Laktat-Pyruvat-Ratio.

Darauf aufbauend und in Kombination mit der Mikronährstoffdiagnostik kann dann eine fundierte Entscheidung über die Notwendigkeit weiterführender Untersuchungen getroffen werden. Zudem sollte bei der Auswahl der Parameter stets überlegt werden, ob sich aus dem Ergebnis auch eine therapeutische Konsequenz ergibt.

Laktat-Pyruvat-Ratio

Eine gestörte Balance zwischen Laktat und Pyruvat weist auf Probleme mit der Energieerzeugung in den Mitochondrien hin.

Diese Ratio gibt das Verhältnis der Konzentrationen von Laktat zu Pyruvat im Blut an und ist ein Indikator für das Gleichgewicht zwischen der Produktion und dem Abbau von Laktat im Körper. Ist diese Ratio erhöht, spricht das für einen Defekt der Atmungskette.

Die Laktat-Pyruvat-Ratio ist ein wichtiger biochemischer Messwert, der oft verwendet wird, um das zelluläre Redoxgleichgewicht, insbesondere in Bezug auf den Stoffwechselweg der Glykolyse, zu beurteilen. Redoxgleichgewicht bedeutet so viel wie das Gleichgewicht zwischen „Oxidation" und „Reduktion" in der Zelle. Diese beiden Prozesse sind wie das Geben und Nehmen von Elektronen zwischen verschiedenen Molekülen in unseren Zellen.

Eine gesunde Balance zu halten, ist entscheidend für die Energieproduktion und die allgemeine Gesundheit der Zelle. Wenn das Verhältnis von Laktat zu Pyruvat aus dem Gleichgewicht gerät, deutet das darauf hin, dass auch das Redoxgleichgewicht in unseren Zellen gestört sein könnte. Das ist ein Zeichen für Probleme mit der Energieerzeugung in den Mitochondrien.

Laktat und Pyruvat sind Schlüsselverbindungen im Stoffwechsel von Glukose. Pyruvat ist das Endprodukt der Glykolyse, dem Prozess, durch den Glukose in den Zellen abgebaut wird, um Energie zu gewinnen. In Gegenwart von Sauerstoff wird Pyruvat weiter in den Mitochondrien verarbeitet, um ATP zu produzieren. Bei Sauerstoffmangel wird Pyruvat stattdessen in Laktat umgewandelt.

Eine erhöhte Laktat-Pyruvat-Ratio weist oft auf einen Zustand der anaeroben Glykolyse hin, bei dem sich Laktat aufgrund von Sauerstoffmangel oder mitochondrialer Dysfunktionen anhäuft. Ein hoher Wert kann auf verschiedene medizinische Zustände hinweisen, darunter Hypoxie (Sauerstoffmangel in den Geweben) oder eben mitochondriale Erkrankungen.

Die Messung der Laktat-Pyruvat-Ratio ist besonders nützlich in der Diagnose und beim Monitoring von Zuständen, die mit einem gestörten zellulären Energiestoffwechsel verbunden sind.

ATP intrazellulär

Die Messung von intrazellulärem ATP (Adenosintriphosphat) bietet wichtige Einblicke in den zellulären Energiestoffwechsel und die Gesundheit der Mitochondrien. Verminderungen zeigen sehr sensitiv eine erworbene Mitochondriopathie an.

Die Konzentration von ATP innerhalb einer Zelle ist ein direkter Indikator für deren Energiezustand. Ein normaler ATP-Spiegel ist entscheidend für das Funktionieren von Zellen und für die Aufrechterhaltung ihrer Vitalität. Ein niedriger ATP-Spiegel kann sich zeigen im Rahmen systemischer Entzündungen, bei oxidativem und nitrosativem Stress, toxischen Einflüssen auf die Mitochondrienfunktion oder durch einen Mangel an wichtigen Komponenten der Atmungskette, zum Beispiel Coenzym Q10. Das intrazelluläre ATP stellt somit einen wichtigen Maßstab für die aktuelle Mitochondrienfunktion dar.

Die Bestimmung von ATP wird verwendet, um sekundäre Mitochondriopathien zu identifizieren, und ist gleichzeitig ein guter Verlaufsparameter.

Blick in die aktuelle Forschung

Dieses abschließende Kapitel gibt Ihnen einen Ausblick auf aktuelle und zukünftige Forschungstätigkeiten, die das Potenzial haben, unser Verständnis der Mitochondrien und ihrer Rolle im menschlichen Körper zu erweitern und dadurch neue Therapien entwickeln zu können. Von der Entdeckung neuer Biomarker, die eine Früherkennung von Erkrankungen ermöglichen, bis hin zu innovativen Therapieansätzen, die auf die Wiederherstellung der mitochondrialen Funktion abzielen – die Landschaft der mitochondrialen Forschung ist vielversprechend und so dynamisch wie die Mitochondrien selbst.

Bewegung ist der Schlüssel

Iñigo San Millán, Review „The Key Role of Mitochondrial Function in Health and Disease“, April 2023

Bewegung ist das „Medikament“ zur Aufrechterhaltung und Verbesserung der mitochondrialen Funktion – das ist die Quintessenz aus der Arbeit von Prof. Iñigo San Millán. Er ist Assistenzprofessor an der School of Medicine der Universität Colorado (USA) und Trainer des UAE Team Emirates (Radsportteam der Vereinigten Arabischen Emirate).

Seine Arbeit von 2023 zeigt, dass regelmäßige körperliche Aktivität die beste physiologische Anregung zur Verbesserung der mitochondrialen Funktion in der Skelettmuskulatur und möglicherweise auch in anderen Organen ist. Die Untersuchung verschiedener Studien zeigte, dass Ausdauertraining zu einer Steigerung der mitochondrialen Biogenese und Funktion führt. Beispielsweise führte ein zwölfwöchiges Ausdauertraining zu einer Verdopplung der Anzahl mitochondrialer Enzyme. Ein 16-wöchiges Trainingsprogramm konnte bei übergewichtigen Menschen nicht nur die Menge an Mitochondrien in Muskelzellen signifikant erhöhen, sondern auch die Insulinresistenz verbessern.

Zusätzlich belegen die untersuchten Studien, dass körperliche Aktivität bei Menschen mit mitochondrialen Myopathien zu deutlichen Verbesserungen der mitochondrialen Funktion führt. Bei chronischer Herzinsuffizienz konnte durch Training innerhalb von sechs Wochen sowohl die mitochondriale Biogenese als auch die oxidative Kapazität von Herzmuskelzellen verbessert werden.

Mitochondrien-DNA als Biomarker für Tumorerkrankungen

In einer Studie vom Januar 2024 hat der französische Krebsforscher Alain R. Thierry zusammen mit anderen Forschern die Auswirkungen der Thrombozytenaktivierung auf die Freisetzung von zellfreien Mitochondrien und zirkulierender mitochondrialer DNA (cir-mtDNA) untersucht. Was bedeutet das? Thrombozyten sind die Blutplättchen, die bei Verletzungen verklumpen und als erste Maßnahme die Wunde verschließen. Nicht immer ist eine Aktivierung dieser Thrombozyten gut: Geschieht dies zu stark oder ohne triftigen Grund, können Thrombosen entstehen. Auch bei Krebserkrankungen kommt es häufig zu so einer verstärkten Aktivierung. Wie Thierry zeigen konnte, werden dabei offenbar Mitochondrien freigesetzt.

Alain R. Thierry et al., Impact of platelet activation on the release of cell-free mitochondria and circulating mitochondrial DNA, Januar 2024.

Diese Erkenntnis ist für die Entwicklung eines neuen Biomarkers in der Krebsforschung von großer Bedeutung: die zirkulierende Mitochondrien-DNA (cir-mtDNA) soll hier als Messgröße dienen. Bisher wurde aber nicht berücksichtigt, dass eine Aktivierung von Thrombozyten diese Messergebnisse nennenswert stören kann, weil dabei Mitochondrien aus den Blutplättchen freigesetzt und mitgemessen werden.

Thierry, Direktor für Forschung am Krebsforschungsinstitut des INSERM in Montpellier, wollte diese Lücke schließen. Ziel der Entwicklung dieses neuen Biomarkers ist es, Krebs frühzeitiger erkennen und auch das Fortschreiten der Erkrankung besser überwachen zu können.

Vitamin-D-Einfluss auf Ionenkanäle

Olszewska AM, Zmijewski MA. Genomic and non-genomic action of vitamin D on ion channels – Targeting mitochondria, April 2024.

Dass Vitamin D einen Einfluss auf Ionenkanäle in den Mitochondrien hat, ist bekannt, aber die Wirkung ist viel schneller und direkter, als bisher angenommen. Diese Erkenntnis liefert wichtige therapeutische Ansätze für viele Erkrankungen, auch für die Krebstherapie. Das zeigte eine Übersichtsarbeit mit dem Titel „Genomic and non-genomic action of vitamin D on ion channels – Targeting mitochondria".

Aber von Anfang an: Was sind überhaupt Ionenkanäle? Ionenkanäle sind kleine „Tore" in der Zellwand, die bestimmten winzigen Teilchen (Ionen wie Natrium, Kalium oder Calcium) erlauben, in die Zelle hinein- und herauszufließen. Sie helfen der Zelle dabei, wichtige Funktionen wie das Senden von Signalen zu steuern. Seit langem werden Medikamente, die solche Kanäle beeinflussen, standardmäßig eingesetzt. Zum Beispiel der Calciumkanalblocker Verapamil, der bei Herzrhythmusstörungen, koronarer Herzkrankheit und Bluthochdruck angewendet wird.

In der Arbeit ging es nun um die direkte Wirkung von Vitamin D auf solche Kanäle, die unter anderem auch in der Mitochondrienmembran vorkommen und sich auf die Effektivität der Energiegewinnung, aber auch auf Krebserkrankungen auswirken. Mitochondriale Kaliumkanäle wie mitoBKCa und mitoKv sind besonders gut untersucht in Bezug auf ihre zellschützenden Effekte auf Herz- und Nervengewebe nach Sauerstoffmangel (Hypoxie) oder bei der Induktion von Zelltod in Krebszellen. Vitamin D kann die Aktivität genau dieser Kanäle beeinflussen. Diese Erkenntnis könnte zur Behandlung von Erkrankungen wie Herzinfarkt und neurodegenerativen Erkrankungen genutzt werden.

Coronaviren beeinflussen die mitochondriale Qualitätskontrolle negativ

Coronaviren, zu denen auch die Erreger von SARS, MERS und Covid-19 gehören, sind eine besondere Art von Viren. Sie haben die Fähigkeit, in die Mitochondrien einzudringen. Einmal in den Mitochondrien, beeinträchtigen die Viren wichtige Funktionen dieser Zellorgane, was zu schweren Schäden führen kann. Besonders betroffen von diesen Viren sind ältere Menschen und Personen mit Vorerkrankungen, da Covid-19 bekanntlich schwere Lungenprobleme verursachen kann.

Interessanterweise gibt es in einer Studie von 2021 Hinweise darauf, dass das Hormon Melatonin, das unser Körper natürlich produziert und das für seine entzündungshemmenden Eigenschaften bekannt ist, in diesem Szenario hilfreich sein könnte. Melatonin könnte die Aktivitäten der Mitochondrien günstig beeinflussen, indem es deren Teilung hemmt und so vor Schäden schützt, die durch eine Überladung mit Calcium verursacht werden können.

Saeed Mehrzadi et al., SARS-CoV-2 and other coronaviruses negatively influence mitochondrial quality control: beneficial effects of melatonin, 2021.

Diese positiven Effekte von Melatonin könnten dazu beitragen, die durch das Coronavirus verursachten Zellschäden zu minimieren, was insbesondere bei älteren Menschen, die niedrigere Melatoninspiegel haben, von Vorteil sein könnte.

Werden Depressionen messbar?

Das wäre ein großer Schritt für die Betroffenen, denn nach wie vor sind Depressionen eine gesellschaftlich nicht ausreichend akzeptierte Erkrankung. Der anhaltende Kampf um die Anerkennung der Symptome als tatsächliche Krankheitszeichen und nicht als Ausdruck von Faulheit oder Vermeidungstaktik bildet einen großen Teil der Gesamtbelastung, die mit dieser Erkrankung einhergeht.

Eine Meta-Studie vom November 2023 hat einen spannenden Zusammenhang zwischen Depressionen und Mitochondrien offengelegt. Offenbar können mitochondriale Dysfunktionen und

Störungen des Energiestoffwechsels Risikofaktoren für die Entstehung von Depressionen sein. Die Meta-Analyse ergab signifikant höhere Konzentrationen von mitochondrialer DNA (mtDNA) in Serum, Plasma und Liquor von depressiven Menschen im Vergleich zu Gesunden. Diese potenzielle Assoziation legt nahe, die mtDNA als Biomarker für die Frühdiagnose und Prognose von Depressionen zu nutzen, was auch für deren Behandlung ein vielversprechender Ansatz ist.

Li, W. et al., Association between mitochondrial DNA levels and depression: a systematic review and meta-analysis, 2023

Die Studie umfasste Daten aus zehn Artikeln und zwölf Studien. Insgesamt wurden 1.400 Teilnehmer in diese Studie einbezogen, darunter 709 (300 Männer, 409 Frauen) Patienten mit Depression und 691 (303 Männer, 388 Frauen) gesunde Kontrollpersonen. Das Durchschnittsalter der depressiven Patienten betrug (42,98 ± 2,55) Jahre, das der gesunden Personen (41,71 ± 2,6) Jahre.

SCHLUSSWORT

Wir haben gemeinsam eine weite Reise durch die Welt der Mitochondrien unternommen, diese winzigen und doch so mächtigen Kraftwerke unserer Zellen erkundet und ihre Bedeutung für unsere Gesundheit beleuchtet. Mit dem Verständnis für die Zusammenhänge sind Sie nun in der Lage, sich informierter, gezielter und auch motivierter um Ihre Gesundheit zu kümmern. Treffen Sie bewusste Entscheidungen, gehen Sie jeden Tag kleine Schritte, setzen Sie auf Kontinuität statt auf kurze Kraftakte.

Ihr persönlicher Einfluss auf Ihre Gesundheit ist größer, als einige von Ihnen denken werden. Wir sind es gewohnt, zum Arzt zu gehen, eine Pille zu bekommen und sofort eine Wirkung zu spüren. Pillen zum Einschlafen, Pillen zum Wachbleiben, Pillen gegen Kopfschmerzen, Pillen gegen Sodbrennen. Wenn Sie mit den Ansätzen aus diesem Buch Ihre Mitochondrien wieder ankurbeln, dann merken Sie das nicht immer so direkt und unmittelbar.

Ganz häufig berichten mir Patienten nach ein paar Monaten, dass sie irgendetwas getan haben und dabei plötzlich feststellten: „Das hätte ich früher gar nicht geschafft." Das kann die Extrarunde beim Spaziergang sein oder dass man sich am Ende der Arbeitswoche mal nicht vollkommen zerschlagen fühlt. Dass man morgens aufsteht und einfach keine Sorge hat, nicht gut durch den Tag zu kommen. Das sind positive Veränderungen, die sich oft so schleichend einstellen wie zuvor die negativen, krankhaften. Diese Veränderungen sind oft subtil und benötigen Zeit.

Ich freue mich, wenn ich Sie mit meinem Ratgeber ein Stück auf Ihrem gesundheitlichen Weg begleiten kann. Ihre Ausdauer und Ihr Engagement für die Umsetzung der in diesem Buch vorgestellten Ansätze werden sich langfristig auszahlen.

Alles Gute für Sie, werden und bleiben Sie gesund!

Wichtige Adressen

Kontakt Autorin
Praxis Silke Bierkämper
Ernst-Gremler-Straße 9
58239 Schwerte
www.praxis-bierkaemper.de
Instagram: heilpraktikerin.nrw

Spezialisierte Labore
IMD Institut für Medizinische Diagnostik Berlin-Potsdam GbR
Nicolaistraße 22
12247 Berlin-Steglitz
www.imd-berlin.de

Biovis' Diagnostik MVZ GmbH
Brüsseler Straße 18
65552 Limburg-Eschhofen
www.biovis.eu

Ganzimmun Diagnostics GmbH
Hans-Böckler-Straße 109
55128 Mainz
www.ganzimmun.de

Bezugsadressen Mikronährstoffe, Phytopharmaka und Probiotika
Bahnhof-Apotheke
87435 Kempten
www.bahnhof-apotheke.de

Biogena GmbH & Co KG
5020 Salzburg, Österreich
www.biogena.com

biosyn Arzneimittel GmbH
70734 Fellbach
www.biosyn.de

Deltastar Nutrients B.V.
5928 RK Venlo, Niederlande
www.deltastar.nl/de

Dreluso Pharmazeutika Dr. Elten & Sohn GmbH
31840 Hessisch Oldendorf
www.dreluso.de

Dr. Loges + Co. GmbH
21423 Winsen
www.loges.de

Energetica Natura B.V.
4561 PA Hulst, Niederlande
www.energeticanatura.com/de

FormMed HealthCare GmbH
60488 Frankfurt am Main
www.formmed-shop.de

Heck Bio Pharma GmbH
73650 Winterbach
www.heck-bio-pharma.com

Intercell Pharma GmbH
85635 Höhenkirchen
www.intercell-pharma.de

Laves-Arzneimittel GmbH
30952 Ronnenberg
www.laves-pharma.de

Magnesium pur, Weckerle Nutrition UG
82399 Raisting
www.magnesium-pur.de

mse Pharmazeutika GmbH Dr. Enzmann
61352 Bad Homburg
www.mse-pharma.com

NatuGena GmbH
85051 Ingolstadt
www.natugena.de

Niederrhein Vital, SOMAVIT GmbH
47638 Straelen
www.niederrhein-vital.de

NORSAN GmbH
10243 Berlin
www.norsan.de

nutrimmun GmbH
48155 Münster
www.nutrimmun.de

OMNi-BiOTiC, APG Allergosan Pharma GmbH
8055 Graz, Österreich
www.omni-biotic.com

Pascoe pharmazeutische Präparate GmbH
35394 Gießen
www.pascoe.de

Repha GmbH Biologische Arzneimittel
30855 Langenhagen
www.repha.de

Synomed GmbH
25335 Elmshorn
www.synomed.de

Syxyl GmbH & Co. KG
50446 Köln
www.syxyl.de

TISSO Naturprodukte GmbH
57482 Wenden
www.tisso.de

Wörwag Pharma GmbH & Co.KG
71034 Böblingen
www.woerwagpharma.de

Quellenverzeichnis

Auszug der verwendeten Literatur

Arzneimittel und Mikronährstoffe. Interaktionen, Gröber U., Wissenschaftliche Verlagsgesellschaft, Stuttgart 2009

Biochemie der Ernährung, Gertrud Rehner, Hannelore Daniel, Spektrum Akademischer Verlag; 3. Aufl. 2010

Biophysik der Ernährung, Thomas A. Vilgis, Springer Spektrum; 2. Aufl. 2022

Charakterstärken. Trainings und Interventionen für die Praxis. Ryan M. Niemiec. Hogrefe, 2019

Diabetes, Stoffwechsel und hormonelle Störungen, Hon. Prof. Dr. med. Martin Merkel, Prof. Dr. med. Sven Diederich, de Gruyter, 2023

Ernährung und Bewegung. Wissenswertes aus Ernährungs- und Sportmedizin: Aus der Vortragsreihe der Medizinischen Gesellschaft Mainz e.V., Hans Konrad Biesalski, Christine Graf, 2017, Springer

Grundwissen Immunologie, Barbara Bröker et al., Springer Spektrum; 4. Aufl. 2019

Handbuch Nähr- und Vitalstoffe, Dieter Henrichs, 4., überarbeitete Aufl., Constantia, 2005 (Ernährung und Diätetik)

Handbuch Vitamine, Klaus Pietrzik, Elsevier; 1. Aufl. 2007

Heilpflanzenpraxis Heute. Arzneipflanzenporträts, Siegfried Bäumler, 3. Aufl., Gebundene Ausgabe 15. Januar 2021

Integrative Medizin. Evidenzbasierte komplementärmedizinische Methoden, Michael Frass, Lothar Krenner, Springer, 2019

Lebensmittel-Immunologie. Eine Einführung in die molekularen Wirkmechanismen mit Videos und Verständnisfragen, Christopher Beermann, Springer Spektrum, 2019

Mikronährstoffe als Motor der Evolution, Hans Konrad Biesalski, 2015, Springer

Mikronährstoffe: Metabolic Tuning-Prävention-Therapie, von Uwe Gröber, Wissenschaftliche Verlagsgesellschaft; 3., völlig überarb. u. erw. Aufl. 2012

Minding My Mitochondria, 2nd Edition: How I overcame secondary progressive multiple sclerosis (MS) and got out of my wheelchair, Terry L. Wahls M.D et al., 2010, TZ Press

Mikronährstoff-Therapie, Edmund Schmidt und Nathalie Schmidt, 2022, Urban und Fischer/Elsevier

Neurobiologie der Psychotherapie, Günter Schiepek, Schattauer; 2., vollständig neu bearb. und erw. Aufl. 2010

Neuroreha bei Multipler Sklerose, Lamprecht, 2. Aufl., 2020, Thieme

Nicht medikamentöse Schmerztherapie. Komplementäre Methoden in der Praxis, Univ.-Prof. Dr. Günther Bernatzky et al., 2007, Springer

Nutrigenomik: Gene und unsere Ernährung, Carsten Carlberg, Lars-Oliver Klotz et al., 2022, Springer

PhytoPraxis, Dr. med. Markus Wiesenauer, 3. Aufl. 2008, Springer

Psychoneuroimmunologie und Psychotherapie, Christian Schubert, Horst Kächele et al., Schattauer; 2. Nachdruck 2021 der 2. überarb. Aufl. 2015

Positive Psychologie, Kompetenzförderung und Mentale Stärke: Gesundheit, Motivation und Leistung fördern, Prof. Dr. Ottmar L. Braun, Springer; 1. Aufl. 2020 (9. Dezember 2019)

Sportmedizin: Grundlagen für körperliche Aktivität, Training und Präventivmedizin; mit 91 Tabellen. Hollmann, W., Strüder, H. K. (2009). Schattauer

Vitamine, Spurenelemente und Minerale: Indikation, Diagnostik, Therapie, Hans Konrad Biesalski, 2019, Thieme

Verzeichnis der verwendeten Studien

Al Amir Dache Z, Thierry AR. Mitochondria-derived cell-to-cell communication. Cell Rep. 2023 Jul 25;42(7):112728. doi: 10.1016/j.celrep.2023.112728. Epub 2023 Jul 12. PMID: 37440408.

Al Amir Dache Z, Otandault A, Tanos R et al., Blood contains circulating cell-free respiratory competent mitochondria. FASEB J. 2020 Mar;34(3):3616-3630. doi: 10.1096/fj.201901917RR. Epub 2020 Jan 19. PMID: 31957088.

Bianchi G, Martella R, Ravera S et al (2015) Fasting induces anti-Warburg effect that increases respiration but re duces ATP-synthesis to promote apoptosis in colon cancer models. Oncotarget 6(14):11806-11119.

Alan Carr, Laura Finneran, Christine Boyd et al., (2023) The evidence-base for positive psychology interventions: a mega-analysis of meta-analyses, The Journal of Positive Psychology, DOI: 10.1080/17439760.2023.2168564.

Casanova A, Wevers A, Navarro-Ledesma S et al., Mitochondria: It is all about energy. Front Physiol. 2023 Apr 25;14:1114231. doi: 10.3389/fphys.2023.1114231. PMID: 37179826; PMCID: PMC10167337.

Caso G et al. Effect of coenzyme q10 on myopathic symptoms in patients treated with statins. Am J Cardiol 2007;99(10): 1409-1412.

Alberto Chiesa, Alessandro Serretti: Mindfulness based cognitive therapy for psychiatric disorders: A systematic review and meta-analysis. In: Psychiatry Research. Band 187, Mai 2011, S. 441-453, doi:10.1016/j.psychres.2010.08.011.

Clark A, Mach N. The Crosstalk between the Gut Microbiota and Mitochondria during Exercise. Front Physiol. 2017 May 19;8:319. doi: 10.3389/fphys.2017.00319. PMID: 28579962; PMCID: PMC5437217.

Helen F. Coelho, Peter H. Canter, Edzard Ernst: Mindfulness-based cognitive therapy: Evaluating current evidence and informing future research. In: Journal of Consulting and Clinical Psychology. Band 75, Nr. 6, 2007, S. 1000-1005, doi:10.1037/0022-006X.75.6.1000.

Derakhshan M, Derakhshan R (2015) Fasting and apoptosis: a mini review. J Fasting Health 3(4):166-168.

Ellis CJ, Scott R. Statins and coenzyme Q10. Lancet 2003;361(9363): 1134-1135.

Workinger JL, Doyle RP, Bortz J. Challenges in the Diagnosis of Magnesium Status. Nutrients. 2018 Sep 1;10(9):1202. doi: 10.3390/nu10091202. PMID: 30200431; PMCID: PMC6163803.

Fernández-Martínez J, Ramírez-Casas Y, Yang Y et al., From Chronodisruption to Sarcopenia: The Therapeutic Potential of Melatonin. Biomolecules. 2023 Dec 12;13(12):1779. doi: 10.3390/biom13121779. PMID: 38136651; PMCID: PMC10741491.

Gardner A, Boles RG. Mitochondrial energy depletion in depression with somatization. Psychother Psychosom. 2008;77(2): 127-9. doi: 10.1159/000112891. Epub 2008 Jan 25.

Hadjispyrou S, Dinas PC, Delitheos SM et al., The Effect of High-Intensity Interval Training on Mitochondrial-Associated Indices in Overweight and Obese Adults: A Systematic Review and Meta-Analysis. Front Biosci (Landmark Ed). 2023 Nov 8;28(11):281. doi: 10.31083/j.fbl2811281. PMID: 38062841.

Han B, Lin CJ, Hu G, Wang MC. 'Inside Out' - a dialogue between mitochondria and bacteria. FEBS J. 2019 Feb;286(4):630-641. doi: 10.1111/febs.14692. Epub 2018 Nov 21. PMID: 30390412; PMCID: PMC6613823.

Handschin C, Spiegelman BM (2008) The role of exercise and PGC1alpha in inflammation and chronic disease. Nature 454(7203):463-469.

Hidaka T, Fujii K, Funahashi I et al., Safety assessment of coenzyme Q10 (CoQ10). Biofactors. 2008;32(1-4):199-208. doi: 10.1002/biof.5520320124. PMID: 19096117.

Hocum Stone L, Chappuis E, Wright C et al., CoQ10 enhances PGC1α and increases expression of mitochondrial antioxidant proteins in chronically ischemic swine myocardium. Nutr Metab (Lond). 2019 Dec 30;16:92. doi: 10.1186/s12986-019-0418-8. PMID: 31892934; PMCID: PMC6937679.

Househam AM, Peterson CT, Mills PJ, Chopra D. The Effects of Stress and Meditation on the Immune System, Human Microbiota, and Epigenetics. Adv Mind Body Med. 2017 Fall;31(4):10-25. PMID: 29306937.

Jackson DN, Theiss AL. Gut bacteria signaling to mitochondria in intestinal inflammation and cancer. Gut Microbes. 2020 May 3;11(3):285-304. doi: 10.1080/19490976.2019.1592421. Epub 2019 Mar 26. PMID: 30913966; PMCID: PMC7524274.

Jacob Piet, Esben Hougaard: The effect of mindfulness-based cognitive therapy for prevention of relapse in recurrent major depressive disorder: A systematic review and meta-analysis. In: Clinical Psychology Review. Band 31, August 2011, S. 1032-1040, doi:10.1016/j.cpr.2011.05.002.

Jones GD, Droz B, Greve P et al., Selenium deficiency risk predicted to increase under future climate change; Proceedings of the National Academy of Sciences 2017, DOI: 10.1073/pnas.1611576114 (Pressemitteilung: https://www.ethz.ch/de/news-und-veranstaltungen/eth-news/news/2017/02/klimawandel-verstaerkt-selenmangel).

Jong CJ, Azuma J, Schaffer S. Mechanism underlying the antioxidant activity of taurine: prevention of mitochondrial oxidant production. Amino Acids. 2012 Jun;42(6):2223-32. doi: 10.1007/s00726-011-0962-7. Epub 2011 Jun 21. PMID: 21691752.

Jong, C.J.; Sandal, P.; Schaffer, S.W. The Role of Taurine in Mitochondria Health: More Than Just an Antioxidant. Molecules 2021, 26, 4913. https://doi.org/10.3390/molecules26164913.

Kuznia S, Zhu A, Akutsu T et al., Efficacy of vitamin D3 supplementation on cancer mortality: Systematic review and individual patient data meta-analysis of randomised controlled trials. Ageing Res Rev. 2023 Jun;87:101923. doi: 10.1016/j.arr.2023.101923. Epub 2023 Mar 31. PMID: 37004841; PMCID: PMC10214278.

Li, W., Zhu, L., Chen, Y. et al. Association between mitochondrial DNA levels and depression: a systematic review and meta-analysis. BMC Psychiatry 23, 866 (2023). https://doi.org/10.1186/s12888-023-05358-8.

Liao, Ly., He, Yf., Li, L. et al. A preliminary review of studies on adaptogens: comparison of their bioactivity in TCM with that of ginseng-like herbs used worldwide. Chin Med 13, 57 (2018). https://doi.org/10.1186/s13020-018-0214-9.

Liao J, Zang J, Yuan F et al., Identification and analysis of anthocyanin components in fruit color variation in Schisandra chinensis. J Sci Food Agric. 2016 Jul;96(9):3213-9. doi: 10.1002/jsfa.7503. Epub 2015 Nov 27. PMID: 26493497.

Lin S, Huang L, Luo ZC et al., The ATP level in the Medial Prefrontal Cortex regulates depressive-like Behavior via the Medial Prefrontal cortex-lateral habenula pathway. Biol Psychiatry. 2022;92(3):179-92. https://doi.org/10.1016/j.biopsych.2022.02.014. Epub 2022 Feb 22.

Llewellyn DJ, Langa K, Lang I (2009) Serum 25 hydroxyvitamin D concentration and cognitive impairment. J Geriatr Psychiatry Neurol 22(3):188-195.

Ma SH, Teasdale JD: Mindfulness-Based Cognitive Therapy for Depression: Replication and Exploration of Differential Relapse Prevention Effects. In: Journal of Consulting and Clinical Psychology. Band 72, Nr. 1, 2004, S. 31-40, doi:10.1037/0022-006X.72.1.31.

Maechler P. Mitochondrial function and insulin secretion. Mol. Cell. Endocrinol. 2013;379:12-18.

Mariño G, Pietrocola F, Eisenberg T et al (2014) Regulation of autophagy by cytosolic acetyl-coenzyme Mol Cell 53(5):710-725.

Max-Rubner-Institut (Ed.), 2008. Nationale Verzehrsstudie II. Ergebnisbericht, Teil 1: Die bundesweite Befragung zur Ernährung von Jugendlichen und Erwachsenen. MRI. (https://nbn-resolving.org/urn:nbn:de:gbv:ka51-2008080507).

Miller KN, Clark JP, Anderson RM. Mitochondrial regulator PGC-1a-Modulating the modulator. Curr Opin Endocr Metab Res. 2019 Mar;5:37-44. doi: 10.1016/j.coemr.2019.02.002. Epub 2019 Feb 27. PMID: 31406949; PMCID: PMC6690794.

Mizushima N, Ohsumi Y, Matsui et al (2004) In vivo analysis of autophagy in response to nutrient starvation using transgenic mice expressing a fluorescent autophagosome marker. Mol Biol Cell 15:1101-1111.

Nagpal J, Pande JN, Bhartia A (2009) A double-blind, randomized, placebo-controlled trial of the short term effect of vitamin D3 supplementation on insulin sensitivity in apparently healthy, middle-aged, centrally obese men. Diabet Med 26(1):19-27.

Nielsen NM, Munger KL, Koch-Henriksen N et al., Neonatal vitamin D status and risk of multiple sclerosis: A population-based case-control study. Neurology. 2017 Jan 3;88(1):44-51. doi: 10.1212/WNL.0000000000003454. Epub 2016 Nov 30. PMID: 27903815; PMCID: PMC5200855.

Olszewska AM, Zmijewski MA. Genomic and non-genomic action of vitamin D on ion channels - Targeting mitochondria. Mitochondrion. 2024 Jul;77:101891. doi: 10.1016/j.mito.2024.101891. Epub 2024 Apr 30. PMID: 38692383.

Paradies G, Paradies V, Ruggiero FM et al., Protective role of melatonin in mitochondrial dysfunction and related disorders. Arch Toxicol., Juni 2015; 89(6): 923-939. DOI: 10.1007/s00204-015-1475-z.

Roch B, Pisareva E, Mirandola A et al., Impact of platelet activation on the release of cell-free mitochondria and circulating mitochondrial DNA. Clin Chim Acta. 2023 Dec 13;553:117711. doi: 10.1016/j.cca.2023.117711. Epub ahead of print. PMID: 38101467.

Saeed Mehrzadi, Mohammad Yahya Karimi, Alireza Fatemi et al., SARS-CoV-2 and other coronaviruses negatively influence mitochondrial quality control: beneficial effects of melatonin, Pharmacology & Therapeutics, Volume 224, 2021, 107825, ISSN 0163-7258, https://doi.org/10.1016/j.pharmthera.2021.107825.

San-Millán I. The Key Role of Mitochondrial Function in Health and Disease. Antioxidants (Basel). 2023 Mar 23;12(4):782. doi: 10.3390/antiox12040782. PMID: 37107158; PMCID: PMC10135185.

Sardon Puig Laura, Valera-Alberni Miriam, Cantó Carles et al., Circadian Rhythms and Mitochondria: Connecting the Dots, Frontiers in Genetics, 2018, DOI=10.3389/fgene.2018.00452.

Sartor H (2017) Nobelpreis der Medizin 2016: Was bedeutet Autophagy für die Praxis? OM und Ernährung 158.

Tan DX, Manchester LC, Qin L et al., Melatonin: A Mitochondrial Targeting Molecule Involving Mitochondrial Protection and Dynamics. Int J Mol Sci. 2016 Dec 16;17(12):2124. doi: 10.3390/ijms17122124. PMID: 27999288; PMCID: PMC5187924.

D. Teasdale, Zindel V. Segal, J. Mark G. Williams et al., Prevention of relapse/recurrence in major depression by mindfulness-based cognitive therapy. In: Journal of Consulting and Clinical Psychology. Band 68, Nr. 4, 2000, S. 615-623, doi:10.1037/0022-006X.68.4.615.

Ward KA et al. (2009), Vitamin D status and muscle function in post-menarchal adolescent girls. J Clin Endocrinol Metab 94(2):559-563.

Wongprayoon, P., Govitrapong, P. Melatonin as a mitochondrial protector in neurodegenerative diseases. Cell. Mol. Life Sci. 74, 3999-4014 (2017). https://doi.org/10.1007/s00018-017-2614-x.

Workinger, J.L.; Doyle, R.P.; Bortz, J. Challenges in the Diagnosis of Magnesium Status. Nutrients 2018, 10, 1202. https://doi.org/10.3390/nu10091202.

Yeung RO, Al Jundi M, Gubbi S, et al., Management of mitochondrial diabetes in the era of novel therapies. J Diabetes Complications. 2021;35(1):107584.

Yiming Zhang, Jindong Zhang, Liping Duan, The role of microbiota-mitochondria crosstalk in pathogenesis and therapy of intestinal diseases, Pharmacological Research Volume 186, December 2022, 106530, https://doi.org/10.1016/j.phrs.2022.106530.

Zuccoli GS, Saia-Cereda VM, Nascimento JM et al., The Energy Metabolism Dysfunction in Psychiatric disorders Postmortem brains: Focus on Proteomic evidence. Front Neurosci. 2017;11:493. https://doi.org/10.3389/ fnins.2017.00493.

Nobelförsamlingen (The Nobel Assembly at Karolinksa Institutet) (2016), The Scientific Background for the Noble Prize 2016 in Physiology or Medicine to Yoshinori Ohsumi, Karolinska Institutet.

Scientific Opinion on the Tolerable Upper Intake Level of eicosapentaenoic acid (EPA), docosahexaenoic acid (DHA) and docosapentaenoic acid (DPA)1, EFSA Journal 2010;8(10):1793.

Bibliografische Information der Deutschen Nationalbibliothek
Die Deutsche Nationalbibliothek verzeichnet diese Publikation in der deutschen Nationalbibliografie; detaillierte bibliografische Daten sind im Internet über http://dnb.ddb.de/ abrufbar.

ISBN 978-3-8426-3190-8 (Print)
ISBN 978-3-8426-3191-5 (PDF)
ISBN 978-3-8426-3192-2 (EPUB)

Abbildungen:
Titelmotiv: Shutterstock / ac_yotto
Stock.adobe.com: metdi: 14, 15, 26, 27, 126, 127; L.Darin: 16; Angela: 17; Kooto: 21; PH-HY: 22; Dee-sign: 129
Autorinnenportrait: Janosch Gruschczyk, Dortmund (www.janosch-fotografie.de)

Originalausgabe

Die Ratgebermarke der Schlütersche Fachmedien GmbH
Hans-Böckler-Allee 7, 30173 Hannover
www.humboldt.de
www.schluetersche.de

Aus Gründen der besseren Lesbarkeit wurde in diesem Buch überwiegend die männliche Form gewählt, nichtsdestoweniger beziehen sich Personenbezeichnungen gleichermaßen auf Angehörige des männlichen und weiblichen Geschlechts sowie auf Menschen, die sich keinem Geschlecht zugehörig fühlen.
Autorin und Verlag haben dieses Buch sorgfältig erstellt und geprüft. Für eventuelle Fehler kann dennoch keine Gewähr übernommen werden.
Weder die Autorin noch der Verlag können für eventuelle Nachteile oder Schäden, die aus in diesem Buch vorgestellten Erfahrungen, Meinungen, Studien, Therapien, Methoden und praktischen Hinweisen resultieren, eine Haftung übernehmen.
Insgesamt bieten alle vorgestellten Inhalte und Anregungen keinen Ersatz für eine medizinische und/oder individuelle therapeutische Beratung, Betreuung und Behandlung.
Etwaige geschützte Warennamen (Warenzeichen) werden nicht besonders kenntlich gemacht. Daraus kann nicht geschlossen werden, dass es sich um freie Warennamen handelt.

Lektorat: Pepe Peschel, Bad Aibling
Layout: Groothuis, Lohfert, Consorten, Hamburg
Covergestaltung: ZERO Werbeagentur, München
Satz: Die Feder · Werbeagentur GmbH, Wetzlar
Druck und Bindung: Gutenberg Beuys Feindruckerei GmbH, Langenhagen